冷え症 低・高血圧から、
動脈硬化まで

女性の気になる不調を解決！

池谷医院院長
池谷敏郎
Iketani Toshiro

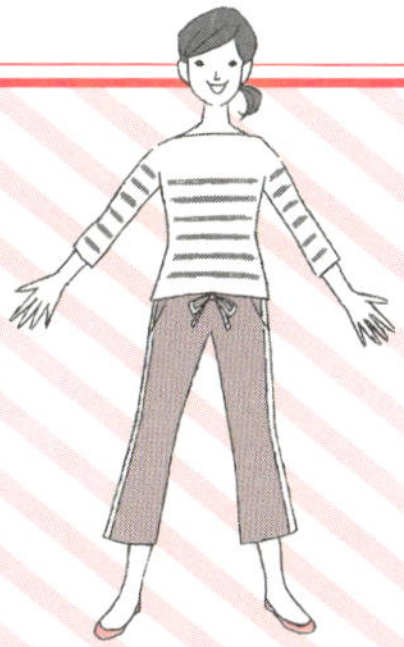

清流出版

はじめに

「病気」と一口にいっても、軽いものから重いものまでさまざまです。

みなさんも、少しくらいの不快な症状であれば「なんとなく不調だけど、まだ病院に行くほどでもないかな」と様子を見ることが多いのではないでしょうか。

しかしテレビや雑誌で、専門のドクターが「もしかしたら、こういう重大な病気の可能性も」と解説したりすると、とたんに不安になってきたりするもの。「この初期段階で手当てをしておけばよかったのに」などという言葉にも敏感になってしまうはずです。

病気になる前の兆候、ちょっとした前ぶれは必ずあります。症状が重くなる前に改善策をとり、未然に防ぐのに越したことはありません。それが「予防医学」の目指すところです。

私はテレビの健康番組で、広範囲にわたる症状の解説や改善法をお話しさせていただいているためか、私の「池谷医院」には、いろいろな悩みを抱えた患者さんがたくさん来られます。

近年は医療技術が進歩し、高度な機器を用いたさまざまな検査を受けることが可能となっています。しかし、患者さんにとって深刻な症状であっても、検査データに明らかな異常がなければ、「問題なし」とされてしまうことも少なくありません。

その結果、色々な医療機関をさまよい、山のように溜まったデータの束を持参した患者さんが、私のクリニックにやって来られるのです。

私は総合内科専門医として幅広い疾患を対象として診療を行っています。生活習慣病をはじめとした種々の内科疾患はもちろん、皮膚、鼻、目のトラブル、関節痛、更年期障害、さらには心のケアから睡眠の問題まで、可能な限り患者さんの心や体の悩みと向き合うように心がけています。

また、循環器専門医でもあるので、とくに心臓や血管の状態から、患者さんの全身のコンディションを考えています。

私たちの体を構成する六〇兆個もの細胞は、すべて血管を流れる血液によって養われています。したがって、体の不調の多くは血の巡りの悪さと、実に深い関わりを持っているのです。

健康を維持するために「血管力」を高める方法はもちろんのこと、「こういう運動や食生活を取り入れると症状が緩和されますよ」などといった日常生活のアドバイスまでするので、結果的に「薬いらず」、「医者いらず」になる患者さんも多々いらっしゃいます。

私が目指す医療とは、まさにそれです。病院とは無縁の、健康な体になることを一番の目的としています。そのため、池谷医院では「未病《みびょう》」の段階で病気への進行を食い止める「予防医学」を積極的に取り入れています。

「未病」という言葉は、東洋医学や漢方などと関連して聞いたことがあると思います。つまり、病気ではないが、健康でもない状態。そして病気に向かっている状態を「未病」といいます。

「検査に異常が認められたが、症状は出ていない」

「症状はあるが、検査結果に異常はない」

これが東洋医学の分野では「未病」といわれています。

前者の場合は、病気と結びつくので薬を処方するなどして、西洋医学でも対処できます。しかし後者のほうは原因がわからないので、医学的な対処もできない。例えば、何だか疲れがとれない、よく眠れなくて体がすっきりしない、肩が重い、体がだるいなどといった得体の知れない不快な症状を、西洋医学では「不定愁訴《ふていしゅうそ》」といいます。東洋医学でいう「未病」に当たる西洋医学のとらえ方です。


大きな病院などでは、検査で異常がないのに「具合が悪い」と訴える患者さんは基本的に対処できないので、精神的な問題とされて心療内科や精神科にまわされることも珍しくありません。医学的には病気とはいえないけれど、本人はつらいのでなんとかしたい。一向に改善しないからと私のクリニックに来る患者さんが多いのだと思います。

本書では、そういう自覚症状のある不調を抱える方たちのために、その原因と初期段階の改善法をアドバイスするとともに、重大な病気が隠れている危険性があることも含めてお話ししていきたいと思います。

大きな病気を引き起こす前に、自分でできる「予防医学」を実践し、不快な症状を取り除いていきましょう。

池谷敏郎

もくじ

「冷え症」「低・高血圧」から、
「動脈硬化」まで
女性の気になる不調を解決！

第2章
「なんとなく不調」のとき、自分でできる対処法を試みる

第3章 「血管力」を高めて、大きな病気を防ぐ

Contents　目次

第4章 原因がよくわからない体の不調と、サヨナラするための知恵と対策

編集協力＊浅野祐子
装幀・本文設計＊白畠かおり
イラスト＊永峰祐子

第1章

痛い、つらい「不快な症状」を、食と運動で改善する

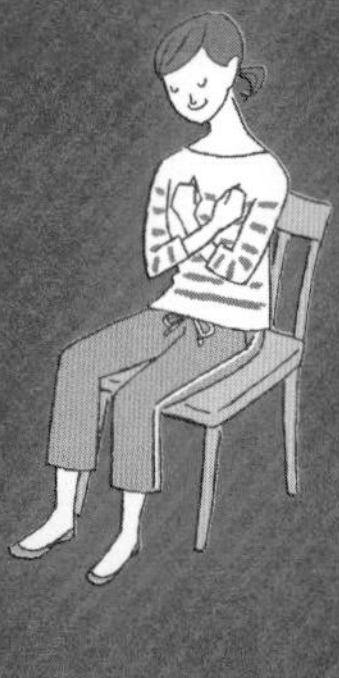

CASE 01

手足が冷たい・夏でも厚い靴下が手放せない

冷え症

体の内側から熱を作ろう

女性が訴える不調の悩みで、もっとも多いのが「体の冷え」です。

昔から「冷えは万病の元」といわれるように、体が冷えると、肩こり、頭痛、腰痛、生理痛などを引き起こすほか、血管が収縮して血の巡りが悪くなり、さまざまな器官の機能や免疫力を低下させせます。


最近は夏でも冷房による冷えを訴える方が増えています。

その対策として、足を温めるために厚い靴下をはいたり、膝かけを用いたりしている方も多いと思いますが、いくら外側から温めても、自分の体で熱を作らなければ、冷えは治りません。膝かけやストーブなどで外から与えられた熱は、表面が温まって血管が広がり、逆に熱を逃してしまうことにもなりかねないのです。

ではここで、体温がどう作られているか考えてみましょう。

体の熱を作る最大の器官は筋肉です。筋肉は安静時においても熱を産生していますが、筋肉を使うほど、その産生は高まり、筋肉の動きとともに全身の血行が促進されて、体温が上がります。

ですから、**冷えを改善するには、まず丈夫な筋肉を作って、それを動かすことが一番です。**筋肉を効率よく作るには、タンパク質を十分摂取し、運動すること。**きちんとした食生活と、運動習慣をつけることで、丈夫な筋肉が作られます。**

中には、ダイエットのために炭水化物を抜いている方もいますが、炭水化物は速攻で熱に変わるエネルギー源です。**行きすぎた炭水化物ダイエットをすると、体の代謝が大幅に変わり、冷えとともに倦怠感や集中力の低下を招く危険性があります。**

炭水化物を摂っても、要は運動すればいいだけのこと。運動もせず、食事を抜いたり、偏った食生活を続けたりしていると、たとえ痩せたとしても、筋肉が落ちてプヨプヨしたお肉がつくだけなのでご注意ください。

人間の筋肉の半分以上は下半身にあります。

筋肉をつける運動といえば、キツい筋トレをイメージしがちですが、軽く体を動かす程度でも十分効果があります。むしろ**ストレスを伴うような激しい運動より、有酸素運動や日常生活でこまめに体を動かしたりしたほうが長続きするので効果大。**スポーツジムに行ったりしなくても、その場で立ったまま軽く足踏み運動をするとか（「その場で足踏み体操」）、トイレに小走りで行くとか、食器を洗いながらときどきつま先立ちしてみてもいいでしょう（「ふくらはぎ体操」）。

私が考案した「ゾンビ体操」（45ページ参照）も手軽にできて、体が自然に温かくなるのでおすすめです。

大切なのは、体を意識して動かすことです。ただバタバタと動きまわるのではなく、脇や手足を意識して動かすだけで、体への作用もぜんぜん違ってきます。

＊いつでも、どこでも

その場で足踏み体操

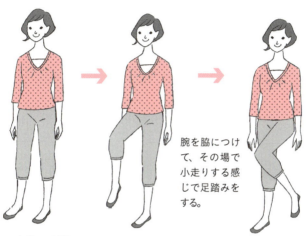

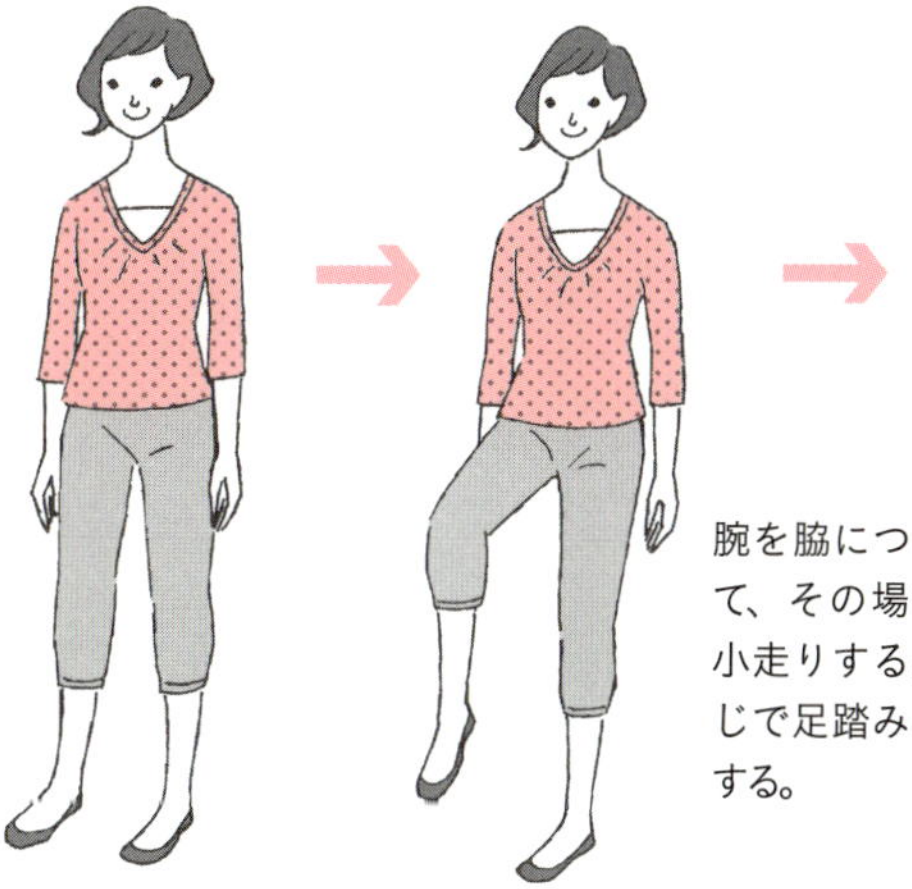

腕を脇につけて、その場で小走りする感じで足踏みをする。

＊家事の合間に

ふくらはぎ体操

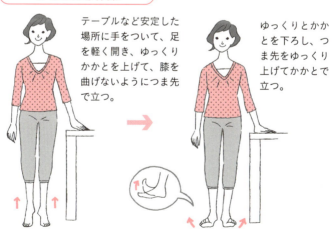

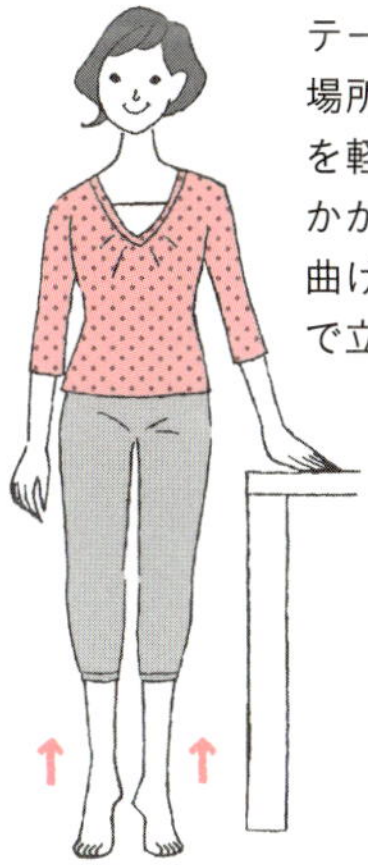

テーブルなど安定した場所に手をついて、足を軽く開き、ゆっくりかかとを上げて、膝を曲げないようにつま先で立つ。

ゆっくりとかかとを下ろし、つま先をゆっくり上げてかかとで立つ。

ストレスも冷えの原因に

冷えの原因はさまざまです。運動不足や栄養不足のほか、自律神経の乱れによって起こる場合もあります。寝不足や疲労、ストレスなどによって交感神経が常に緊張していると、血管が収縮し、顔色が悪くなって手足も冷えてくるのです。

そんなときは、ゆっくりとした腹式呼吸を繰り返してみましょう。

肺にたくさんの酸素が送りこまれると同時に、血管が開いて血流もよくなります。また息を吐くことに意識を集中させると自然に体の力が抜けるので、副交感神経が優位になってリラックスモードに。緊張した筋肉もほぐれてきます。

さらに、**副交感神経が優位なときは腸の動きもよくなります。腸の動きもまた、熱を産生するので、冷えの対策として腸内環境を整えたり、腸の動きをよくしたりすることはとても大切**なのです。

副交感神経を瞬時に優位にする方法もあります。それは適度に交感神経を高めたあとで、リラックスさせるやり方です。例えば、肩にグッと力を入れて、次にパッと力を抜く。そういうやり方が効果的です。「ゾンビ体操」も、適度に交感神経を緊張させてからリラックスする運動なので、終わったときは副交感神経が高まっています。その繰り返しによって自律神経の働きが整ってきます。ぜひお試しください。

臓器の「冷え」には要注意

一般的に、「手足が冷えるから冷え症」と思われていますが、手足が冷たいことだけが冷え症ではありません。体の内部、臓器が冷えている場合もあり、実はこれが怖い。体内が冷えて血流が悪くなると、さまざまな病気を引き起こす危険性があるからです。

減量目的や偏食で**「食べない生活」や「栄養バランスの悪い食生活」をしていると、体表だけでなく体内の体温が下がってしまう**ので注意しましょう。

体の芯部体温と体表面の体温は違います。極端な話、手足が冷たくても臓器が温かければ、さほど問題はありません。熱を逃さないために末端の血管が縮まっているだけで、体が冷えていない場合もあります。

COLUMN 1

自律神経とは？

自律神経とは、自分の意思とは関係なく、刺激や情報に反応して体の機能を調整している神経のことです。内臓を動かす、血液を流す、栄養を吸収するなど、自分で意識してもできない機能は、すべて自律神経がつかさどっています。

自律神経には、正反対の働きをする「交感神経」と「副交感神経」があり、この二つがバランスよく働くことで健康状態を保ちます。

＊交感神経が優位になるとき　活動モード

＝活動しているとき、緊張しているとき、ストレスがあるとき

↓

心拍数が増える、筋肉が硬くなる、血管が細く収縮する、血圧が上昇する

＊副交感神経が優位になるとき 休息モード

＝休息しているとき、眠っているとき、リラックスしているとき

↓

心拍数が落ち着いている、筋肉がゆるむ、血管が弛緩する、新陳代謝が活発になる、疲労の回復、栄養の吸収、老廃物の排出

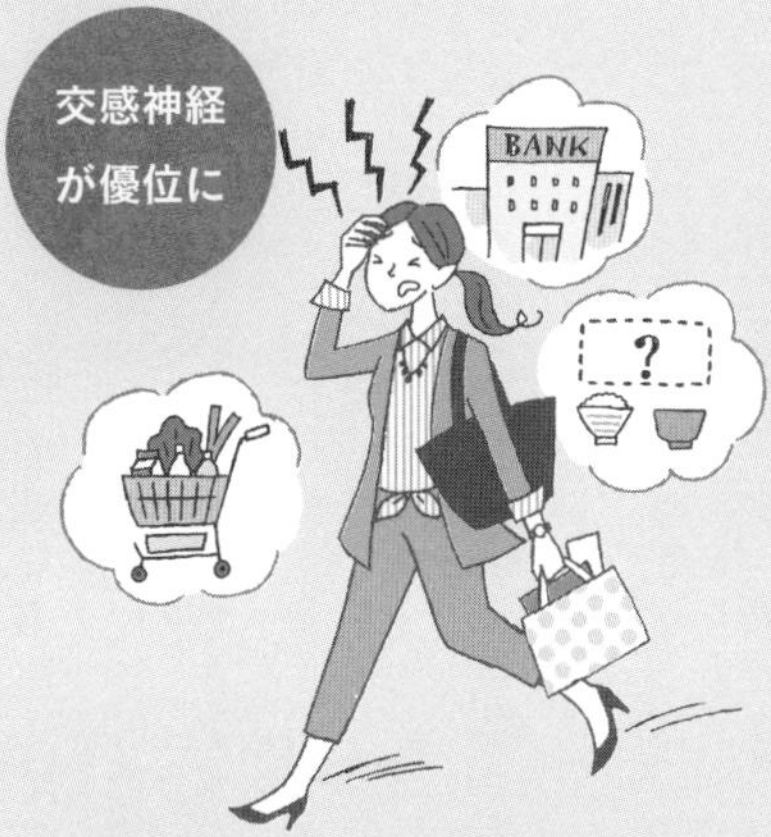

動きっぱなしでイライラ

買い物に行って、ご飯の支度をして、
あれもこれもやらなくちゃ!!

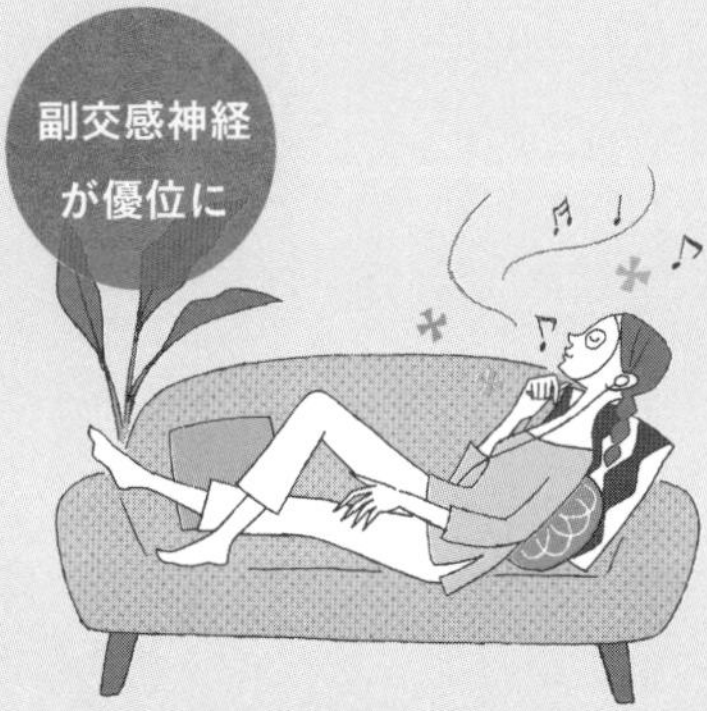

のんびりとリラックス

今日も一日がんばったし、
好きな音楽を聴きながら美容タイム～♪

こんな時は病院へ

冷え症の中でも、深刻なのは、足の指の色が変わってしまうような冷え。中には、下肢《かし》の動脈硬化に伴う血流障害で起こる「閉塞性動脈硬化症《へいそくせいどうみゃくこうかしょう》」という重大な病気が隠れていることがあります。閉塞性動脈硬化症は、しばらく歩くと下肢にだるさや痛みが生じ、安静にすると治りますが、また歩くと再発するといった歩行異常が特徴的なサインです。進行すると、足の指などが壊死《えし》してしまうことも！ 以上のような症状が見られるときは、循環器科の受診をおすすめします。

この病気は糖尿病や高血圧の人、喫煙者に多く、とくにタバコは末梢血管を瞬時に収縮させるので健康の大敵。喫煙女性は冷えの病気に限らず、若くても動脈硬化など重大な病気になる可能性が増大します。喫煙している人は、ただちに禁煙しましょう。

さらに甲状腺疾患《こうじょうせん》や膠原病《こうげんびょう》が原因となっている冷えもあるので、食事や運動で改善しない場合は、内科で冷えにつながる病気がないかどうか、検査をしてみてください。

脳が勘違いしているだけの「うそ冷え」も

もう一つ、神経が圧迫されているときも、異常信号が脳に伝わって足が冷たいと感じることがあります。正座して足がしびれると、冷たい感じがするでしょう。それと同じようなもので、神経がやられると、先の部分にしびれや痛さ、冷えが出てきます。例えば肘を打つと、手の先がしびれる。背骨の付け根に炎症があると、まず胸が痛くなる。そして坐骨神経痛《ざこつしんけいつう》など腰のトラブルをもっている人は、足の感覚が正常に伝わらず冷たい感じがしてきます。

でもそれは錯覚で、脳が「冷たい」という感覚を送っているだけ。つまり「うそ冷え」といわれるものです。

じつは、私も若い頃に軽いヘルニアを発症した経験があり、いまでも片足にしびれがあります。しかし何かに夢中になっているときは、足のしびれのことなどすっかり忘れているのですが、こうして足のことを書きながら、足に意識を向けるとしびれが出てくるのです。つまり、**症状を抑える手立てとして「意識しないこと」も重要なカギ**となってきます。
足腰に疾患のある人はまずはじめに整形外科で調べてもらったうえで、普通に生活できるようなら、冷えやしびれ、痛みを消すことばかりにとらわれず、「気にせず、無視する」ことも一つの解決法かと思います。

COLUMN 2

これってホント？　それとも……

＊お酒を飲むと体が温まる？

よく、寒いときにお酒を飲むと、体が温まる感じがします。これは血管が開いて、一時的に血流が増えるためです。だから、確かにそのときは温かくなります。しかし血管が広がると熱を逃すことにもなり、油断するとあとでよけいに寒くなるのでご注意を。

＊しょうがを食べると、冷えが改善される？

体を温める作用があるしょうが。しかし、生のしょうがは血管を広げて体内の熱を下げてしまいます。冷えに効果的なのは、切ったしょうがを蒸して乾燥させたもの。そうして初めて体の中を温める成分に変わります。

蒸して乾燥させたしょうがは、そのままスープや鍋物に入れても、粉末にして紅茶や料理に加えても美味。はちみつとお湯で割った「ジンジャードリンク」も体がポカポカしてきます。しょうがやはちみつの量はお好みで加減してください。

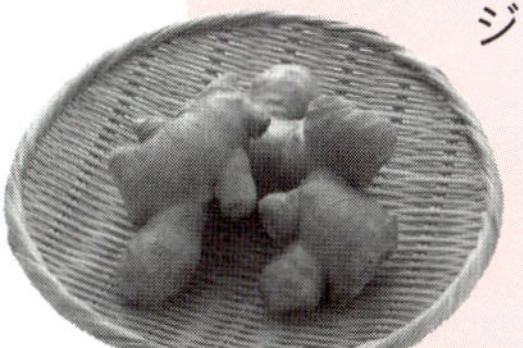

CASE 02

肩が重い・肩が痛い

肩こり

「自分・壁ドン」で肩の位置をチェック！

頭部から肩、背中にかけて重い、だるい、張る、硬くなるなどの症状を総合して「肩こり」と呼んでいます。

女性は首の筋肉が細いため、男性よりも肩こりになりやすいようです。

肩こりのおもな原因は、姿勢の悪さやストレスからくる血行障害です。血行が滞ると、筋肉が硬く固まった状態になります。

近年はパソコンやスマートフォンの使用で、首を前に突き出すような姿勢を長く続けがちです。そうすると頭の重さを分散できず、首の根元や肩に負担がかかり、肩こりや頭痛の原因になります。

肩こりを改善するには、まず姿勢を正すことが大切です。

では、自分の肩の位置が前方にずれていないかどうかチェックしてみましょう。やり方は簡単。壁に、背中、肩、手の甲、肘、頭、お尻、かかとをつけます。名付けて「自分・壁ドン」です！　**ポイントは「両肩と壁の間に握りこぶしが入るほどの隙間ができないこと」**です。

どうですか？　後頭部と両肩を壁につけるようにしてみてください。キツくて壁につけられないという人は、両肩とともに首から頭部が体の前方に傾く、いわゆる「ストレートネック」になっている可能性が高いのです。**ストレートネックとは、本来は湾曲している頸椎《けいつい》が、まっすぐに近くなり、肩こりや頭痛の原因となる状態**です。

効果的なのは、背中にある肩甲骨の周囲の筋肉をストレッチすることです。

ただし、首や肩周囲に強い痛みがあるときや、手にしびれがあるときは行わず、医師に相談しましょう。

ストレッチのやり方はいくつかありますが、まずは、前かがみになりがちな姿勢を矯正するために、左ページの「空に向かってボート漕ぎ体操」をやってみましょう。その名の通り、斜め上の空を見上げて、ボートのオールを漕ぐのです。

日常生活ではなかなか背中を反らすことがないので、肩をただ単に回すよりすっきりすると思います。もちろん室内でもＯＫ。仕事の合間に、ときどき上を見て胸を張るだけでも効果があります。

肩がコチコチになって硬くなると、肩を押したりマッサージをする人も多いと思います。ただし一時的にコリはほぐれても、周囲の組織が傷ついてしまうことがあります。いわゆる**「もみ返し」といって、その炎症によって新たなコリとつらい症状が再発することもあるので、ストレッチにとどめておいたほうが無難**です。

血流をよくして、肩の筋肉のコリをほぐすには、「ゾンビ体操」や、左ページの「手クロス体操」が有効です。

「手クロス体操」は、両腕を胸の前でクロスさせ、そこで力をグッと入れて三〇秒。そのあと力を抜いて、握った両腕をパッと開きながら広げます。

＊姿勢を矯正

空に向かってボート漕ぎ体操

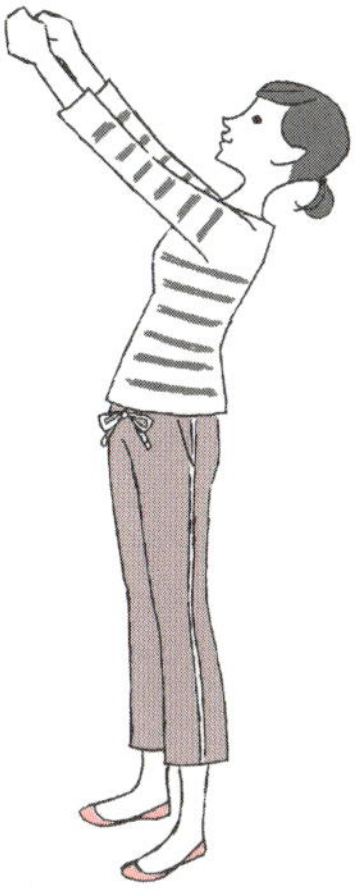

❶空を見上げて胸を張り、肩を後ろに反らせて腕をグイグイ漕ぐように回します。

❷斜め前方を見上げる目安としては、ステージ上から４階席か５階席を見上げて漕ぐようなイメージです。

❸両肘を後方にまっすぐに引き、背中に縦の割れ目をつくるようにして、左右の肩甲骨を寄せ合わせましょう。

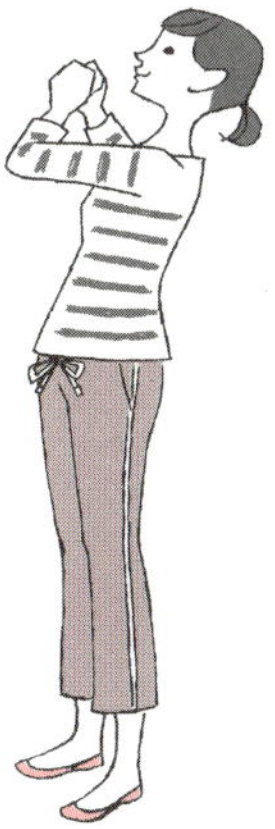

＊血流をよくする

手クロス体操

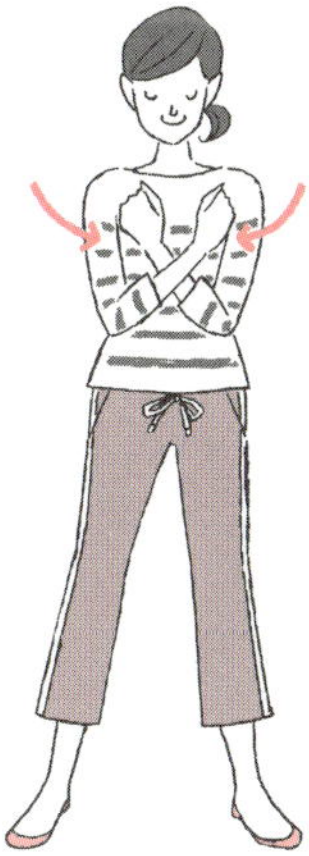

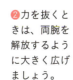

❶両腕のこぶしはギュッと強く握り、両肩、両腕を意識しながら力を入れます。

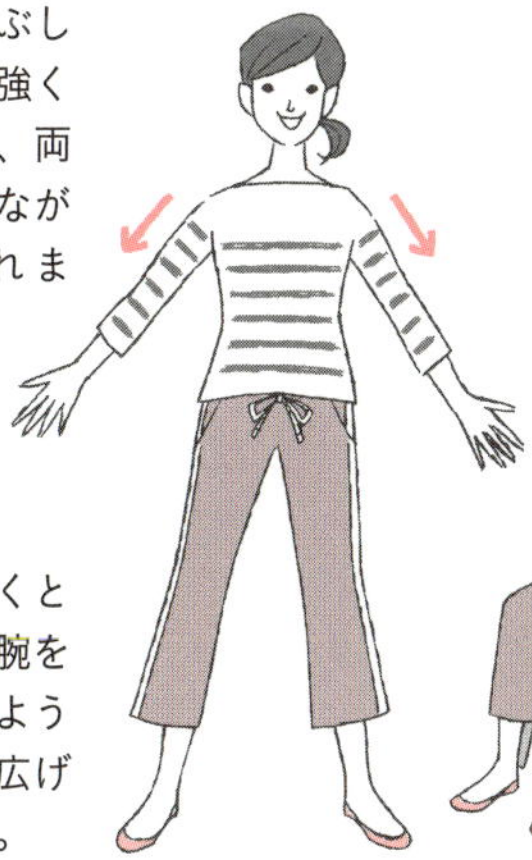

❷力を抜くときは、両腕を解放するように大きく広げましょう。

＊椅子に座ってもOK。

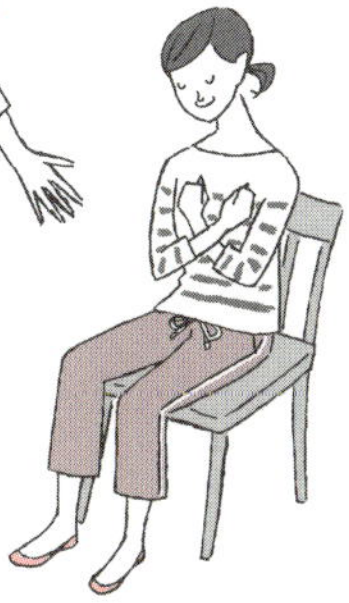

血管年齢を若返らせる秘薬――「NO《エヌオー》（一酸化窒素）」

「手クロス体操」は血流を一時的に止め、その後流すことで、血管を収縮・拡張させ、上半身の血流改善を促します。**ジワーッとして、血流が再開したときに「NO（一酸化窒素《ちっそ》）」という物質が出て、血管を広げてくれる**のです。

この「NO」という物質は、動脈の血管内皮細胞《けっかんないひ》から分泌されます。血管内皮細胞は、血管の内壁を覆う細胞の層で、血管を守るバリアのような役割をもっています。そして「NO」が分泌されると、しなかやで詰まりにくい血管を保つことができるのです。**「NO」は血管を拡張し、血流をよくして、血圧を下げるほか、血管内の炎症を修復し、動脈硬化や高血圧、心筋梗塞、脳卒中など血管の病気を防ぐ、いわば、血管年齢を若返らせる秘薬**ともいえるでしょう。

「NO」がたくさん出ているときは、ある特有のサインがあります。例えば、正座して足がジンジンとしてきたとき、立ち上がると一気に血液が流れるような感覚があるで

血管の断面図

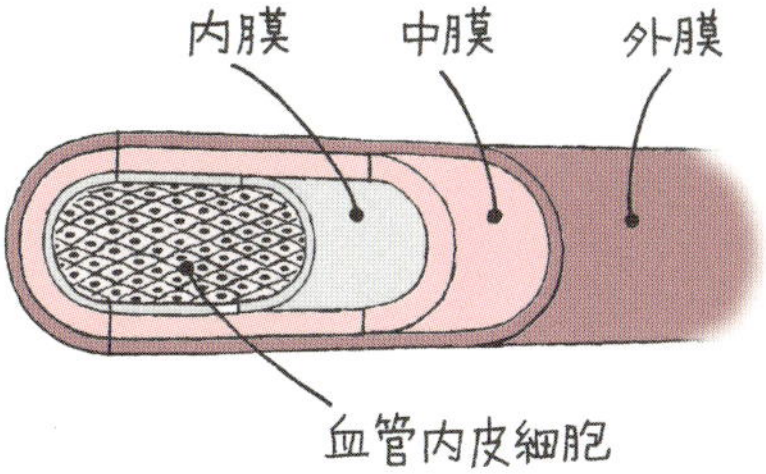

血管は内膜、中膜、外膜と三層構造になっていて、その内側は血管内皮細胞にびっしりと覆われている。この血管内皮細胞からNOが分泌される。

しょう。この「ジンジン」が、「NO」がたくさん出ているサイン。たとえるなら、胸がキュンとしてジワーッとくるような感じでしょうか。**血管の収縮・拡張によって「NO」の分泌が増えると、血流が促進**されます。全身の血流がよくなれば、硬くなった筋肉のコリもほぐれ、肩こりだけでなく、全身のコリやむくみの改善につながります。普段の生活で「ジンジン体験」をどんどん増やしていきましょう!

異常な痛さは心臓疾患の可能性も

こんな時は病院へ

生理前や更年期には、ホルモンバランスの変化でも肩こりが生じる場合がありますので、その場合は婦人科を受診してみましょう。

ストレッチをしても改善が見られず、強い痛みや手がしびれるような感覚がある場合はまず整形外科の受診をおすすめします。肩周囲の組織が炎症を起こしていたり、肩とはまったく別の内臓疾患が隠れていたりすることもあります。腕が上がらないなど、四十肩、五十肩と呼ばれる肩関節周囲炎《かたかんせつしゅうい》をはじめ、肋間《ろっかん》神経や胸の血管が圧迫される胸部出口《きょうぶでぐち》症候群といった病気も疑われます。

また、首や腕の動きや姿勢と関係なく左肩や腕が痛んだり、息切れやだるさを伴ったりするなど、いつもの肩こりとは異なる感じがしたら要注意。狭心症や心筋梗塞など心臓疾患に伴う「放散通《ほうさんつう》」の可能性もあります。放散痛とは、病気の原因部位とはまったくかけ離れた部位に現われる痛みのこと。感覚的におかしいなと思ったときは、早めに循環器科の受診をおすすめします。

CASE 03

腰が重い・腰が痛い

腰痛

腹筋を強くして腰痛予防

腰痛は一般的に、腰にかかる負担やストレスに筋肉が耐えきれなくなり、こわばったり損傷したりすることで痛みが出てきます。腰の骨は腹筋や背筋などの筋肉によって支えられているため、**筋力が弱いと椎間板《ついかんばん》などの組織に大きな負担がかかり、椎間板ヘルニアのような腰痛を伴う疾病を引き起こす**場合もあります。

日常生活で長時間同じ姿勢をとり続ける、無理な体勢での作業、猫背など姿勢の悪さで腰に負担がかかっている場合は、まずその負荷を減らすことが先決です。**定期的に腰を伸ばしたり、軽い腹筋体操をするだけで腰痛予防になります。**

腰が痛いと、どうしても動かずに安静にしている方が多いのですが、**腰痛はじっとしていても治りません。激痛でなければ、むしろ体を動かすほうが早く治ります。**無理のかからない程度に、少しずつ腹筋を鍛えるストレッチをしていきましょう。

腰の周りの筋トレになるのは「猫スタイル体操」。膝をつけて四つん這いになり、ときどきお腹をへこませて背中を丸めます。また、仰向けに寝て膝を抱える腰痛体操も効果的です。

私のおすすめはラクラク「壁スクワット体操」です。やり方は、普通のスクワットよりはるかにラクチン。壁に背中をつけて、椅子に座る感じでズズズッと腰を落としていきます。お腹をへこませて、そのまま一分静止。これは壁が支えになっているためラクにできて、お腹と太ももの引き締め効果もあります。

肥満は、腰痛を悪化させます。**太り過ぎは腰痛だけでなく、さまざまな病気を引き起こしやすいので、肥満解消のための有酸素運動も取り入れましょう。**腰が痛くて運動ができないという方は、水中ウォーキングや「その場足踏み」、「その場ジョギング」などであれば、腰や膝への負担がかからないはずです。

＊腹筋が鍛えられる

猫スタイル体操

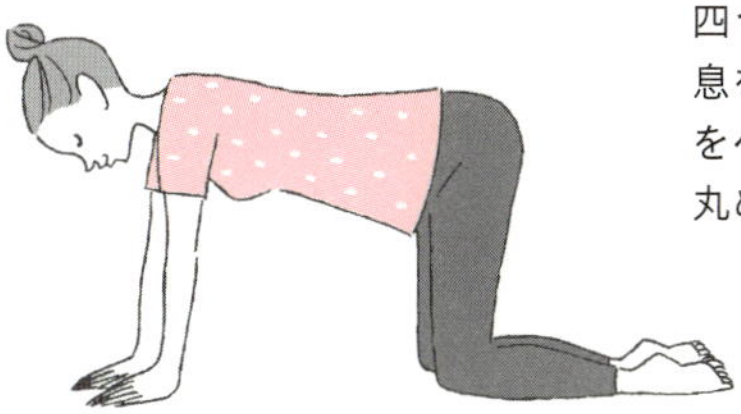

四つん這いになり、息を吸いながらお腹をへこませて背中を丸めます。

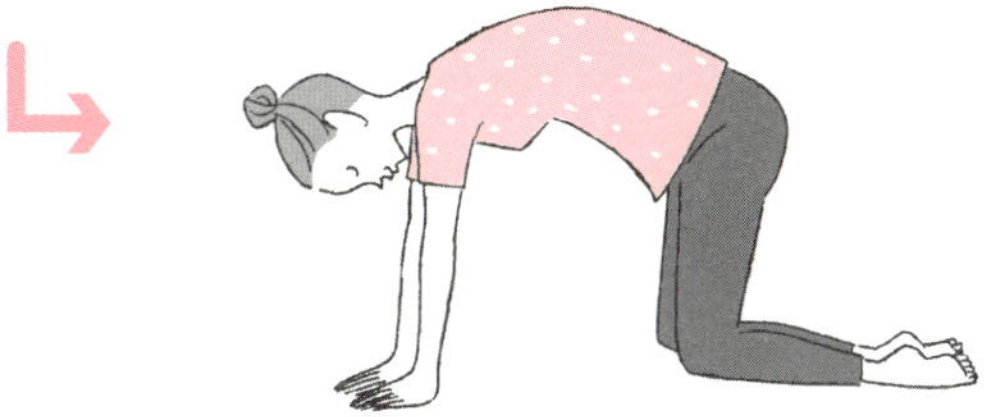

＊太ももの引き締めにも

壁スクワット体操

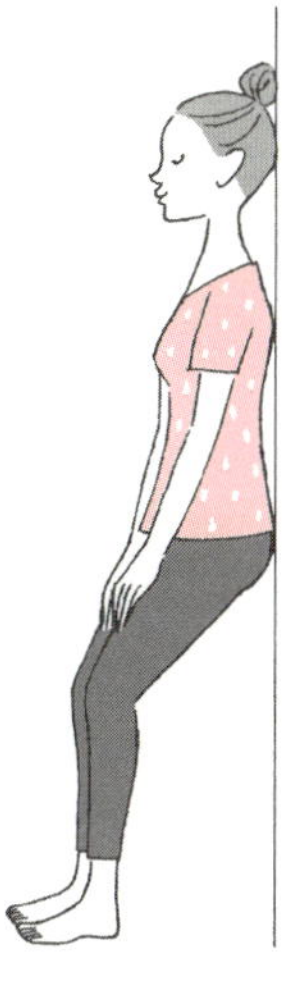

壁に背中をつけたまま、腰を落としていきます。

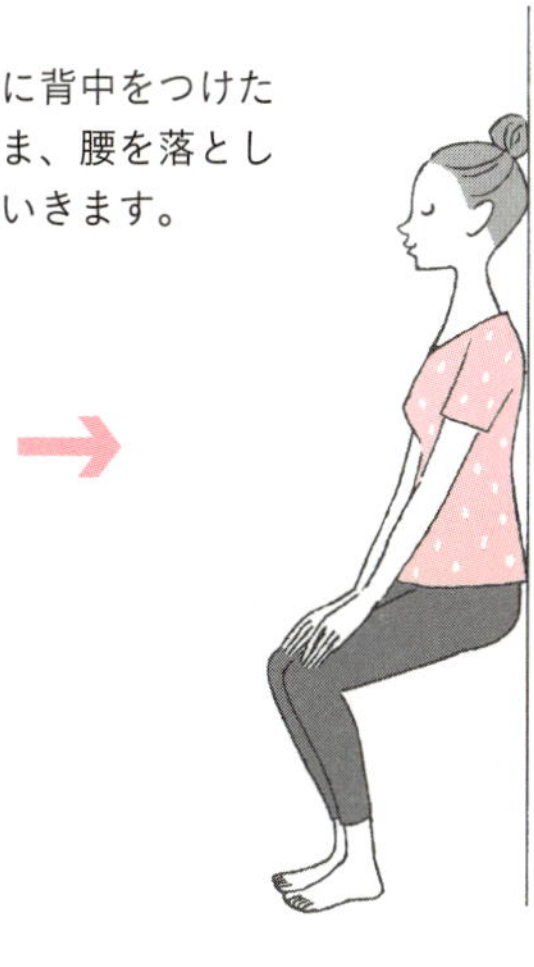

心のストレスが腰痛の原因に？

近年では、心理的ストレスも腰痛の原因になるといわれています。**腰痛にはメンタルな要素が関係している**との研究データも出ているからです。

福島県立医科大学では、整形外科と心療内科の連携で腰痛患者を診ています。患者さんに「腰痛日記」をつけてもらい、どんなときに痛くなるのかを分析した結果、**いやなことがあると腰に痛みが出てくる**ことがわかりました。

それがわかると、患者さんも自衛策がとれます。自分があらかじめ予測できる範囲ですが、いやな事態が起こる前にそれを避けるとか、こういう楽しいことをして過ごそうとか、自分で対処できるようになります。つまり **「君子《くんし》危うきに近寄らず」式の腰痛予防法**といえるでしょう。

ご自分で「腰痛日記」をつけてみて、腰痛と出来事の関係性を自己分析してみるのも有効かもしれません。

CASE 04

膝に力が入らない・膝が痛い・足がむくむ

膝痛
むくみ

膝より先に、太ももの筋肉を鍛えて

膝の痛みはおもに、運動による使い過ぎや立ち仕事、荷物の運搬といった日常生活の足腰にかかる負担から起こります。

大切なのは、膝への負担を減らすことです。**肥満の解消を行うほか、痛みがあるうちは膝に負荷のかかる正座や長時間の歩行、階段の上り下りも避けたほうがいいでしょう。**ときどき膝がグラグラしたり、軽い痛みが生じたり少し違和感があるというような場合は、膝を鍛えるのではなく、太ももの筋肉を強化すると症状が改善されます。

こんな時は病院へ

膝関節の腫《は》れで多いのが、加齢により骨が老化して起こる「変形性膝関節症」です。さらに、細菌の感染や通風《つうふう》などでも膝関節が腫れて痛みます。変形性膝関節症の多くは、筋肉の衰えや肥満、無理な動作などによって、膝の関節軟骨がすり減って炎症を起こします。日常生活に支障をきたすような痛みが続く場合は、整形外科を受診してください。

ふくらはぎは「第二の心臓」

足に「むくみ」のある人は、「太ももを鍛えるストレッチ」で、足首を上下に動かしてください。むくみが解消し、背中も伸びて姿勢がよくなるので、肩こりや腰痛の予防にもつながります。また、太ももの筋肉不足は膝痛の原因にもなるので、この体操はおすすめです。

むくみは、細胞と細胞の間にある「リンパ液」がうまく循環せず、水分や老廃物が皮膚の下にたまった状態のことを指します。**リンパ液の流れをよくするためには、筋肉のポンプが必要です。**

＊むくみを解消する

太ももを鍛えるストレッチ

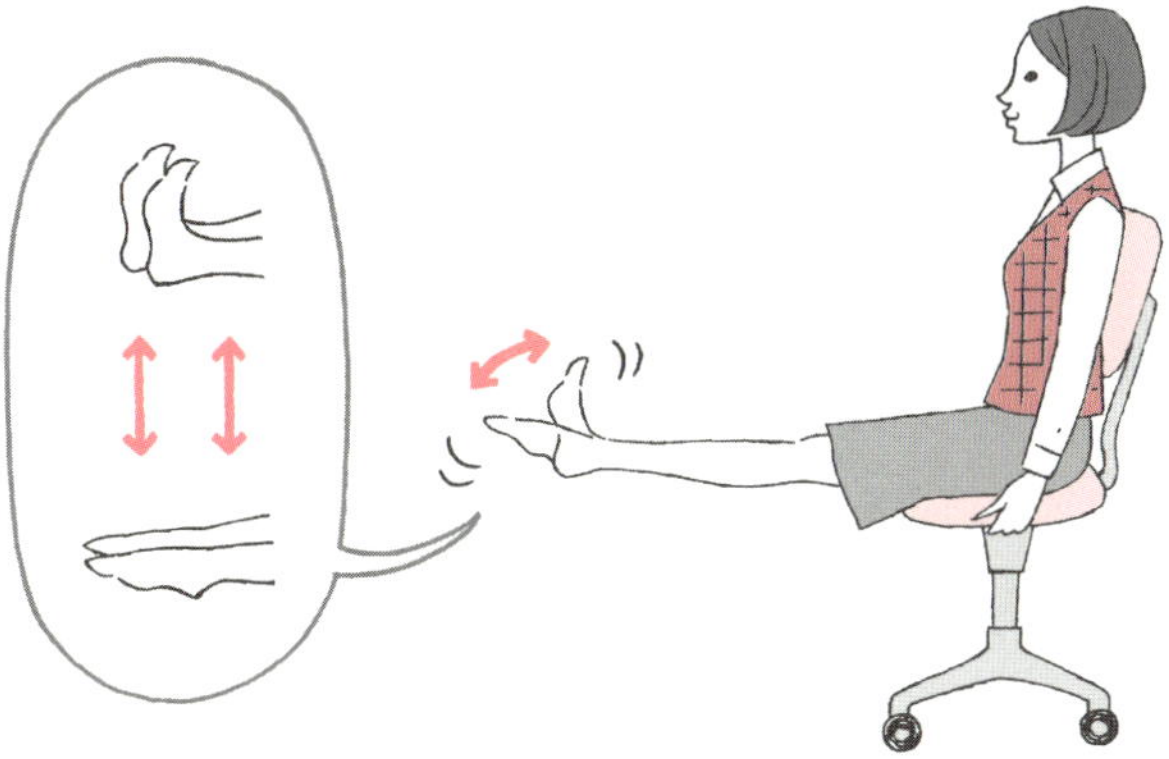

❶まず椅子に浅めに腰かけ、椅子の背にもたれかかって両手は椅子の縁をつかみます。
❷次に両足を伸ばし、足首から先を、立てたり伸ばしたりします。

このストレッチにより、徐々に太ももの筋肉が鍛えられ、膝の痛みもとれてきます。

＊きつい人は足を他の椅子の上に乗せて行いましょう。慣れてきたら、両手を椅子から放し、腕組みしてやってみましょう。太ももを少し浮かせるとより効果がアップします。

さらに、お腹に力を入れてへこませると腹横筋が強くなってインナーマッスル（体の深層部にある筋肉）が鍛えられ、お腹まわりも引き締まってきます。

足がパンパンに張っているからといって、ふくらはぎをもんでいるだけではダメ。**しっかりと筋肉を動かして、足の血液やリンパ液を循環させ、心臓に戻していくことが根本的な対策**です。ふくらはぎは「第二の心臓」といわれ、ふくらはぎを動かすと血流がスムーズになります。血管内皮細胞が刺激されて、血管を強くする「ＮＯ」の分泌も促進。

太ももを鍛える運動のほかに、つま先立ちやかかと立ちを繰り返すだけでも効果があります。

また、普段から足がむくみやすい人は、水を飲み過ぎないこと。のどの渇きの原因となる塩分や糖分をとり過ぎないことも大切です。**塩分を排出するために、野菜を多めにしてカルシウムやカリウムをとるように心がけましょう。**

CASE 05

頭が重い・頭がズキズキ痛む

頭痛

温めると痛みが増す？　それとも和らぐ？

頭痛の種類は大きく分けると、次の三種類が考えられます。**脳に問題がある頭痛**と、**脳に問題がない慢性的頭痛**、それから二日酔いや寝過ぎたときなどに起きる**一時的な頭痛**です。

病院に行くほどでもないけれど、よく頭が痛くなるという場合は慢性的な頭痛と考えていいでしょう。**慢性頭痛は「緊張型頭痛」「片頭痛」「群発頭痛」「薬物乱用頭痛」の四種類**に分けられます。

いわゆる「頭痛もち」という人の多くは「緊張型頭痛」です。緊張型頭痛は、後頭部を中心に頭が重く、締め付けられるような痛みがあります。長時間同じ姿勢でパソコンに向かっていたり、重いかばんをずっと肩にかけていたりして、肩から首にかけての筋肉が緊張して起こることが大半。ストレスがたまって起きることもあります。

緊張型頭痛は筋力の低下によって生じることが多いので、仕事の合間に肩のストレッチをし、運動や入浴で血流をよくすることが改善につながります。「空に向かってボート漕ぎ体操」（29ページ）も、肩の筋肉がほぐれて血流を促すのに効果的です。そして、ときどきリラックスタイムをとることも心がけてください。

女性に多いのが「片頭痛」です。片頭痛はこめかみから目のあたりにかけて、ズキズキと脈打つような痛みがあります。原因は、頭部の血管が拡張して神経を刺激し、血管や周囲の組織に炎症が生じるためです。血管の収縮・拡張によって起こるので、飲酒や運動は控えめに。

緊張性頭痛の場合は温めると痛みが和らぎますが、片頭痛は温めると痛みが増してきます。お風呂に入ると余計に痛くなるので、シャワー程度にしておいたほうが無難な場合もあります。また、血管を拡張する働きのあるチーズやチョコレート、ピーナッツバター、赤ワインなどは片頭痛をつらくするので、これらを摂取して症状が出る人は、控えたほうがいいでしょう。

「群発頭痛」は決まった時間に起こり、目の奥から側頭部にかけて痛みます。**睡眠不足や過労、ストレスが群発頭痛の一因と考えられているので、生活のリズムを整え、無理をしないことも予防策**になります。

痛いときの飲酒は厳禁。高所に行くと群発頭痛が起きることが多いため、登山や飛行機の利用などはよく考えてからにしましょう。

鎮痛薬の乱用は避けて

私のクリニックでは、頭痛を訴える患者さんの多くが「鎮痛薬が手放せない」「普段は市販の鎮痛薬でしのいでいた」といいます。頭が痛くなったらすぐ飲むという人も少なくありません。しかし、鎮痛薬に頼り過ぎて長く飲み続けていると「**薬物乱用頭痛**」

を引き起こすことがあります。

こんな時は病院へ

一か月に一五日以上、漠然と続く痛みがあり、薬を一〇日以上服用していて、その状況が三か月以上続いているときは「薬物乱用頭痛」であることが疑われます。

薬を使い過ぎると薬の効果が低下し、さらには脳が痛みに対して敏感になって少しの痛みでも強い痛みに感じるようになります。そうするとまた痛み止めを飲むことになり、悪循環に。かといって、急に内服を中断すると症状が悪化する場合もあるので、内科を受診して医師の指示に従ってください。

強い痛みや吐き気を伴う場合は、脳出血、脳腫瘍、くも膜下出血など脳に問題があるので、早めに脳神経外科や神経内科などを受診したほうがいいでしょう。

病気が逃げ出す「ゾンビ体操」で症状を改善！

「ゾンビ体操」は究極の有酸素運動

生活習慣病の治療では、食事療法とともに運動療法が欠かせません。しかし、私は医師になって三〇年近くの臨床経験から、いくら運動をすすめても実践してくださらない方がとても多いことを痛感していました。

「寒いから」「暑いから」「膝や腰が痛いから」「時間がないから」「花粉症だから」。これが、患者さんが口にする「運動できない〝五大言い訳〟」です。そうなると年がら年中運動できないことになってしまいます。

そこで私は、**いつでも、誰でも、どこでも簡単に楽しくできる有酸素運動はないだろうかと考え続けてきました。**

ちまたではダイエットに効果的な運動、腰痛や膝痛、肩こりを予防する運動、生活習慣病の予防や改善につながる運動など、さまざまなものが紹介されていますが、いろいろな種類の運動を覚えて実行するのは患者さんにとってもハードルが高そうです。いい体操もたくさんあるのですが、やらなければまったく意味がありません。

どうせやるなら、さまざまな要素を一つにまとめ、簡単にできるものがいい。そして運動しながら心と体をリラックスさせる効果があるものがいい……。そんな考えから生まれたのが「ゾンビ体操」です。

ゆらゆらと体を揺らす脱力した動きがゾンビっぽいことから、こう名付けました。いろいろ試行錯誤しながら、二〇年かけて最後の最後に行き着いた体操といっても過言ではありません。

すると、ユーモラスな動きと名前が好評で、大の運動嫌いな患者さんでも「これならできる！」「おもしろい！」と実践され、どんどん健康になっていきました。

ゾンビ体操は、その場で足踏みしながら両腕をブラブラと揺らすだけ。家の中で簡単にできるため、テレビを見ながらでも楽しくできます。極めてシンプルなスタイルの運動ですが、血圧や血糖値を安定させ、血管年齢を若返らせるのはもちろん、肩こりや腰痛、冷え症の改善、ダイエットなど、いろいろな効果があるのも魅力です。しかも適度に交感神経を緊張させて、リラックスする方法なので、終わったときは副交感神経が高まる。その繰り返しによって自律神経の働きが整ってきます。

たった三分間の運動で、ウォーキングを一〇分間行ったのと同じような運動効果があり、全身の血行がよくなるのと同時に、ストレス解消にもなるはずです。

ゾンビ体操のやり方は
次ページに。
さっそくやって
みましょう！

Let's try!
ゾンビ体操

1

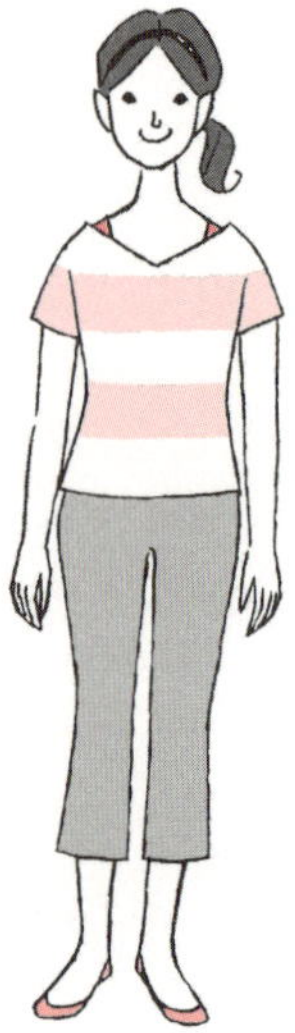

基本姿勢

顔はまっすぐ前を向き、お腹に力を入れて、背筋をまっすぐ伸ばします。指の力を抜いて、両足は無理に揃えなくてもＯＫです。

2

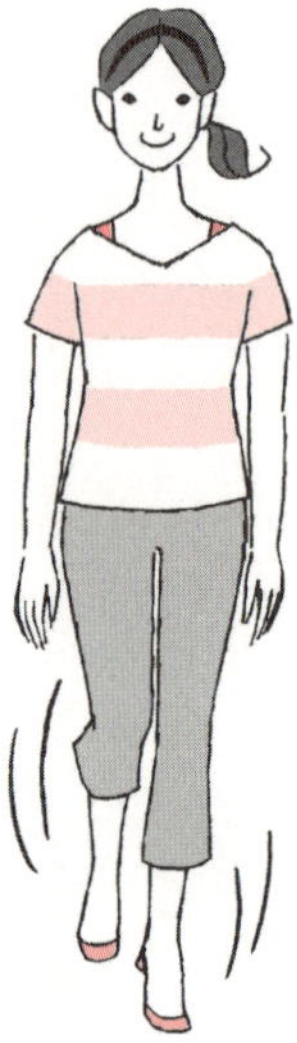

下半身の動き方

その場で、膝を少し上げて足踏み運動を行います。最初はゆっくりしたスピードで、慣れてきたら少しずつ足踏みのスピードを上げます。つま先だけで足踏みすると、より効果的です。

3

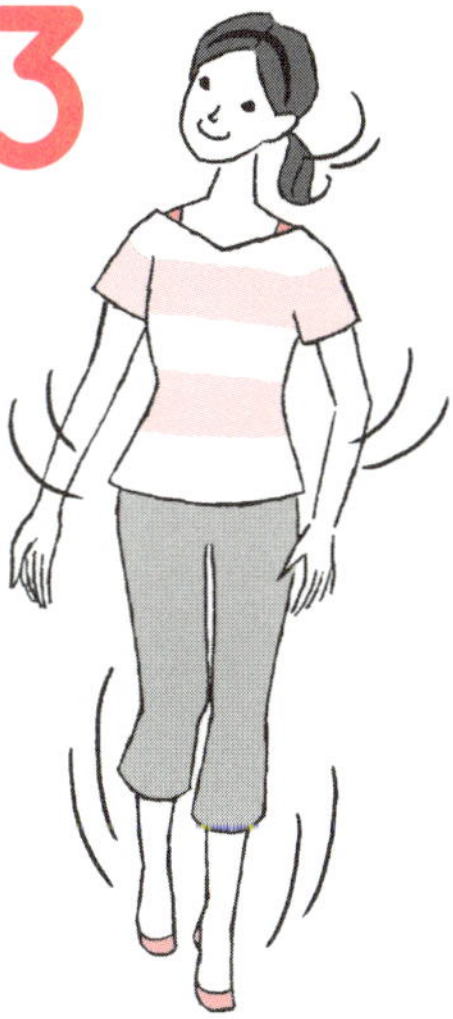

上半身の動き方

足踏み運動をしながら、今度は両腕をブラブラさせましょう。肩から手までの力を抜いて、イヤイヤをするように上半身をねじります。動き方を覚えたら、はじめから2と3の動作を同時に行ってください。

4

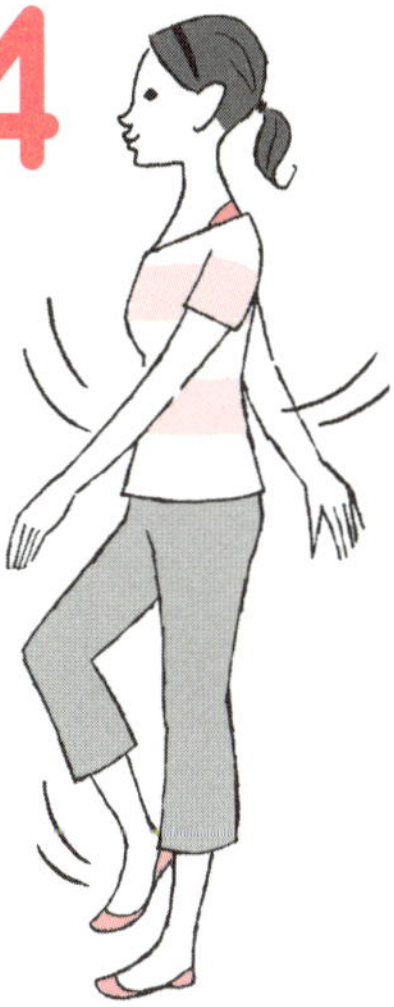

インターバル

以上の運動を1分間続けたら、その場で両腕を大きく前後にふって足踏みをしながら30秒間呼吸を整えます。

5

この動きを3セット、1日3回行うのが理想的ですが、慣れないうちは30秒間ゆらゆら足踏み運動をして、インターバルを15秒にしてもかまいません。とにかく、毎日続けることが大切です。

ドクター池谷の「プラスα」アドバイス

＊冷えに効くツボ押し

東洋医学では、ツボを押して改善を促す方法があります。ツボは、刺激を与えることで患部にアプローチできる場所。ツボを押すと血管が締まり、指を離すと血流がドッと流れるので、NOが出て血管が広がります。ふくらはぎマッサージも、それと同じ原理です。

足の冷えに効くツボは、築賓《ちくひん》と八風《はちふう》。築賓は、ふくらはぎの内側、膝とくるぶしを結ぶ線の下から三分の一あたりにあります。八風は、足指と足指の間の付け根、くぼみにあります。どちらも五秒程度、力を入れてから離し、それを五回繰り返してください。八風は一か所ずつ順番にこするように押していくといいでしょう。

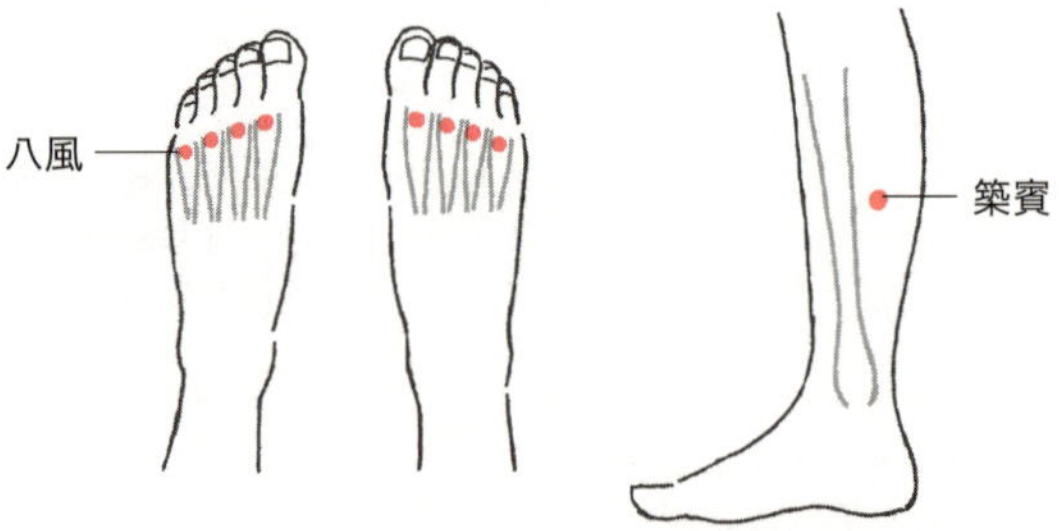

from IKETANI CLINIC

池谷医院の
診察室より
1

＊ゾンビ体操でガンコな冷えが治った！

林田孝子さん（仮名・65歳）は、「足がものすごく冷えるので、腐ってしまうんじゃないかと心配なんです」といって受診されました。聞けば、大学病院の整形外科や血管外来で血液検査やMRI検査など、すべての検査をしたけれど、医師からは異常はないといわれたそうです。日中だけでなく、夜寝るときも靴下を数枚重ねてはいていますが、足がとても冷たくてなかなか眠れないといいます。

孝子さんの日常生活を詳しく聞いたところ、運動はまったくやっていなくて、ほとんど歩かない生活を送っているようです。それを裏づけるように、足の筋肉があまりなく、ふくらはぎもプヨプヨしています。

冷え症の人は外から温めて守ろうとしますが、体の内側から熱を作ることが改善するための近道です。それには筋肉をつけて、熱を作りやすくするのが一番。孝子さんには、その場でゾンビ体操を教え、さらにふくらはぎの筋肉を鍛えるストレッチも実際にやってもらいました。

すると、どうでしょう。「先生、足が温かくなってきました！」とすぐさま驚きの変化が。「大学病院では運動の必要性などを教えていただけなかったので、新幹線を乗り継いで遠くから来た甲斐がありました」と感激しきりでした。

私は孝子さんに、次のようなアドバイスもしました。

「冷えは、座って悩んでいても絶対によくなりません。まずは体を動かすことです。そうすると冷えにくい体を作るだけでなく、寝たきり予防や認知症予防にもなります。血流をよくすることによって、脳細胞も増えてくるんです。座ったままの生活から、立ち上がって動く生活に変えるだけで、人生が大きく変わってきますよ」と。

その後は再診に訪れていませんが、のちに「毎日ゾンビ体操を続けています。もう厚い靴下をはかなくても大丈夫になりました」との、うれしいお手紙が届きました。医者いらずの体になってなにより、と安心したのはいうまでもありません。

第 2 章

「なんとなく不調」のとき、自分でできる対処法を試みる

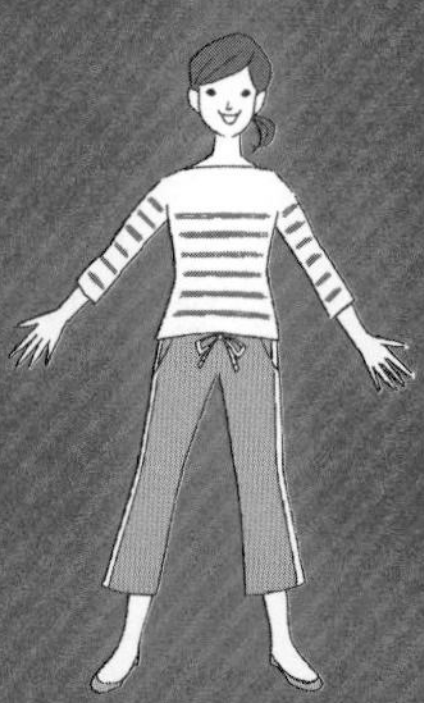

CASE 06

しっかり眠れない・眠るまでに時間がかかる

睡眠障害

睡眠剤の常用は、寝たきりや認知症の原因に!?

私のクリニックには、「ぜんぜん眠れないので、グッスリ眠れるような薬を出してもらえませんか」という患者さんがたくさん来られます。眠りたいのに、眠れないのはつらいこと。私もかつては、不眠を訴える患者さんに安定剤を処方していました。

しかし、こうした**薬を日常的に飲み続けている人は、寝たきりや認知症になりやすい**といわれ始めてからは、できるだけ薬を出さないようにしています。

たしかに、薬を飲むとよく眠れるのですが、それは自分の生理的な睡眠をさらに深いところにもっていかれるためです。また薬を飲んで寝ると、朝がすっきりしているというのは、安定剤が残っていて気持ちが落ち着いているためとも考えられます。
起きたあとも薬の成分が体内に残っていると、日中の行動力が落ちて頭の働きや体の動き方が鈍くなり、転倒の原因になることもあります。薬を飲んでまで眠ることが、必ずしもいいとは限らないのです。

長く薬を服用している患者さんには、「寝たきりになりたくないでしょう」と薬の副作用についても説明し、徐々に薬を減らしてやめてもらっています。最初は「薬がなければ……」と依存気味だった方も、薬としては効いていない微々たる量に減らしていくと、飲むことで安心していた自分に気づくようです。

そして、**一番変わるのが「目力」。服用中はトローンとしがちだった目が、次第にしっかりとしてくるのがわかります。**

そもそも、**「ぜんぜん眠れない」というのはご本人の思い過ごしであることがほとんど**です。睡眠時は深い眠りと浅い眠りを繰り返しているので、眠ったり目が覚めそうになったりしているのですが、眠っていないように感じていても、けっこう眠っているものです。

よく、ご主人がテレビをつけっぱなしで眠りこけているとき、スイッチを切ると「起きて見ているのに、なぜ消すんだ」といったりするでしょう。それと同じで、飛び飛びに眠っていたにもかかわらず、目が覚めたことだけを覚えている。仮に一晩中一睡もしていなければ、日中まともに起きていられません。

快眠を導くための夜の過ごし方

「不眠」で問題なのは、睡眠の質が悪いことではなく、日中の生活に支障をきたしてしまうことです。一日に何度か居眠りしながらでも普通に生活できている人は、夜の眠りが浅くても問題はありません。

厚生労働省が示す理想的な睡眠時間の目安は、二五歳以上の人で六～七時間。

しかし七時間眠っていないからと、睡眠時間の長短を気にする必要はありません。**睡眠時間は短くても十分な人と長い睡眠が必要な人がいて、年代によっても違います。**

私の場合はだいたい一時頃に寝て六時に起きるので、睡眠時間は五時間くらいですが、日中眠くなったら一五分から二〇分程度の仮眠をとります。お年寄りは早く寝て、夜中に何度も目が覚めることが多いのですが、夜九時から朝六時まで一度も目が覚めることなく九時間もぐっすり眠ること自体が不自然といえるでしょう。

一番いいのは、すぐ眠りにつけて、すっきり起きられること。**快眠のポイントは、日中を活動的に過ごし、ほどよい疲労によって体が休息を求めるように導くこと**です。そして寝る前にリラックスできれば、交感神経と副交感神経がスムーズに入れ替わり、寝つきがよくなります。

また、体を適度に温めて、少し冷えた頃に床に入ると深い眠りが得られます。例えば、夕食に体が温まるものを食べて軽い運動をし、お風呂で体を温めてから、汗が引いた頃に布団に入るといいでしょう。ただし、**熱過ぎるお湯につかると交感神経が刺激され活動モードとなるため、少しぬるめのお湯につかるのがおすすめ**です。

寝る前に避けたほうがいいのは、携帯電話やパソコン、ＬＥＤなどの光を浴びないことなどです。この手のブルーライトは緊張を高めて、睡眠障害の原因になります。**寝る一時間前からは携帯電話を見ず、寝るときは明るくしないことが大切**です。

睡眠をコントロールする体内時計

私たちの体には、細胞のすべてに「体内時計」が組み込まれており、活動と休息のリズムを調整しています。体内時計は覚醒と睡眠をコントロールするほか、体温、血圧、脈拍、ホルモンの分泌にも影響します。

COLUMN 3

良質な睡眠が、「血管力」を高める

＊睡眠中も、体内では修復作業に大忙し

私たちは睡眠をとることで脳や体を休息させています。そして睡眠中に分泌される「成長ホルモン」が、体内の新陳代謝を促して、体が受けたダメージを修復しています。

とりわけ脳は、私たちが起きて活動しているときに多くのエネルギーを消費しているため、睡眠によって十分な休息をとることでオーバーヒートを防いでいるのです。

ダメージを受けた血管も睡眠中に修復されます。活動モードの日中は血圧も心拍数も高く、心臓や血管に負荷がかかった状態ですが、休息モードになる夕方以降は血圧や心拍数が下がり始め、血管への負担が減ります。

良質な睡眠がしなやかな血管を作り、「血管力」を高めるカギ。ぐっすり睡眠のためにも、日中は適度に体を動かすように心がけましょう。

●心がけたい運動例——買い物は遠くの店へ行く・自宅や会社では、階段を使う・家事はスピードアップを心がける、など。

例えば、朝から昼にかけては、体温、血圧、脈拍を上げて活動モードとなり、夕方から夜にかけてはそれらを徐々に下げて休息モードに切り替えていくのです。

このとき、体内時計に働きかけて、自然な睡眠を誘うホルモンが「メラトニン」です。**メラトニンは病気の予防や老化防止にさまざまな効果をもつ**と考えられています。

近頃は昼夜逆転の生活をしている人も多いようですが、体内時計を一定に保つためには、**起床時間を一定にして、起きたらまず光を浴びる**ことが有効です。**天気の悪い日は、蛍光灯の明るい光でもＯＫ。食事の時刻も毎日そろえたほうがいいでしょう。**

そうすると体内時計がリセットされ、目覚めてから一四～一六時間すると体内時計の指令によって、睡眠ホルモンといわれるメラトニンの分泌が始まります。

布団に入ってもなかなか眠れないという人は、この方法で体内時計を整えることから始めてみましょう。夜更かしした翌日や休日の朝でも、同じ時間に起き、体内時計のリズムを狂わせないようにすることが大切です。

CASE 07

立ち上がったときフラッとする・ふわーっと気が遠くなる

低血圧
貧血
めまい

症状が似ている低血圧と貧血の違いは？

立ちくらみ、めまい、ふらつき、気が遠くなるといった症状は、脳に流れ込む血液が一時的に不足し、十分な酸素がいかないときに起こります。

普段から血圧が低めの人だけに限らず、体温の上昇によって全身の血管が広がったりすると、血圧が過度に低下し、体の高い位置にある頭部へ血液を送れなくなるのです。

また貧血気味の人も似たような症状を起こします。

低血圧と貧血は症状が似ているため混同されがちですが、**低血圧は圧が低くて脳に血液がいかない状態で、貧血は酸素を運ぶ血液中の赤血球の不足が原因**です。たとえるなら、低血圧は現場（脳）に物資（酸素）を積んだ車（血液）がたどり着けない状態で、貧血は物資を積んでいない車が現場に着くようなもの。どちらも物資が届かないのは同じです。

低血圧症状は、必要なときに血圧を上げる反射が鈍い人に起こる傾向があります。急に立ったとき、足の筋肉がキュッと収縮し、足の血液が頭に上がっていくような絞り上げる反射の弱い人に起こりがちです。

また、**自律神経の働きが鈍っていたり疲労がたまっていたり、ホルモンのアンバランスによっても、その働きがうまくいかなくなって立ちくらみを起こします。**これを「起立性調節障害」といい、学校の朝礼で生徒が突然倒れたりするのは、その場合がほとんどです。

フラッとした場合の応急処置と予防法

フラッときたら、まずしゃがむことです。電車に乗っていてフラッとなったら、椅子に座るのではなく、その場にしゃがみます。いわゆる「ヤンキー座り」です。そして少し落ち着いたらゆっくりと立ち上がり、電車を降りて水分補給をします。可能であればベンチに横になり足をもち上げ、脳への血流を促すことが症状改善に効果的です。

貧血の人は、赤血球の合成を促すビタミンB_6を多く含む食品を積極的にとりましょう。ビタミンB_6はマグロなどの赤身の魚や牛レバー、バナナ、アボガドなどに多く含まれ、ほうれん草、モロヘイヤ、ブロッコリーなど葉酸を多く含む食品と組み合わせて一緒にとれば、さらに効果的。健康な血液が作られて貧血予防になります。

それでも改善せず、**症状が重いときは内科を受診**しましょう。

低血圧の人は、起床後の水分補給が大切です。水分は食べ物にも含まれているので、食事をきちんととり、もしくは野菜ジュースやスポーツ飲料で補ってください。

体温の上昇でも血管が開いて血圧が下がりやすくなるので、夏場や運動するとき、入浴前後は水分をこまめにとることです。

水分は水分でも、アルコールはNGです。お酒を飲むと全身の血管が拡張して低血圧となり、立ちくらみを起こしやすくなります。水分補給をしないまま、運動したあとにビールを「一杯」というのは、それこそ「危険が一杯」なのです。

足の筋肉のポンプ機能を高めるためには、日頃から足の筋肉強化に努めることも肝心です。先に紹介した「つま先立ち運動」や「ゾンビ体操」なども習慣的に行っておきましょう。

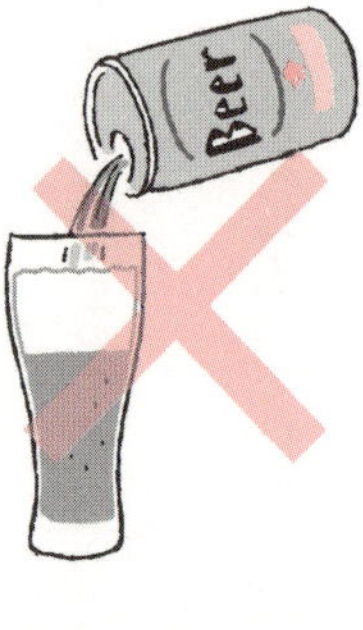

フワフワするめまいには要注意

こんな時は病院へ

めまいには、グルグル目がまわるような「回転性めまい」と、フワフワしたりふらついたりする「浮動性めまい」があります。

「回転性めまい」は、平衡感覚をつかさどる耳の内耳が原因の場合が多いので、耳鼻科的なめまいといえます。中には、メニエール病や突発性難聴、前庭神経炎によってめまいが生じる場合があるので、耳鼻科の診察を受けてください。回転性めまいは、日常生活の中で適度に体を動かしたほうが改善につながりやすいので、無理のない程度に軽いストレッチや散歩などをしてはいかがでしょう。

怖いのは、横に傾いていくような「浮動性めまい」です。回転性めまいよりも、症状が軽いこともあり、放置してしまうことが少なくありません。いずれのめまいであっても、とくに激しい頭痛、ものが二重に見える、手足のしびれなどを伴う場合は、脳の病気の可能性があります。これらの症状が一過性でもあったとしたら、放置せずにすぐ神経内科か脳神経外科にいきましょう。

浮動性めまいは、ストレスや不安感の強さによっても起こりやすく、ゆっくり休むことで改善する場合もあります。めまいが起こったら、倒れないようにしゃがみ込み、頭をできるだけ動かさないようにして安静を保つことが大切です。

閉経前後の女性は、めまいがあると「更年期障害かな」と思いがちですが、ほかの病気の可能性もあります。ひんぱんにめまいが起こる場合は、まず耳鼻科や神経内科、脳神経外科を受診して一通り検査することをおすすめします。

CASE 08

太って体が重い・贅肉が増えた

肥満

肥満は大きな病気につながる

太り過ぎの人は外見の問題に加え、年齢より老けて見られるため、女性ならなんとかしたいと思うはずです。さらに腰痛や膝の痛みの原因にもなるので、ダイエットをする必要があります。

肥満で一番深刻なのは、メタボリックシンドロームといわれる内臓脂肪型肥満。腸の周りに溜まる内臓脂肪は、その量が少ないときにはアディポネクチンという善玉ホルモンを多く分泌します。しかし、**脂肪の量が増えるとその分泌量が減少し、かわりに種々の悪玉ホルモンを分泌するようになるのです。その結果、高血圧や糖尿病、脂質異常症**

などの生活習慣病が生じやすくなります。

生活習慣病は、動脈硬化の原因となって、脳卒中や心筋梗塞などの突然死や、認知症、寝たきりなどのリスクを高めます。

あとで詳しく述べますが、生活習慣病によって、血管が老化すると、血液がスムーズに流れなくなり、栄養や酸素が全身の細胞まで十分に運べなくなります。

若いからといって油断してはいけません。**血管の老化は、とくに女性にとって深刻な肌や髪のトラブルなど、美容上にも悪い影響を及ぼすからです。やせすぎも問題ですが、相対的には肥満のほうが体のトラブルにつながりやすい**のです。

お手軽ダイエット「ザイタック」

近頃、テレビCMで話題を呼んでいるのが、二か月で結果にコミットすると宣伝している「〇イザップ」なるダイエット法。「えーっ、あんなにおデブだった体が、たった二か月でここまで変わるの⁉」と興味をもった方も多いはずです。

このダイエット法は基本的に、糖質制限と適度な筋トレを週数回するだけ。特徴は、専属のスタッフから食事内容を毎日細かく聞かれることです。とくに炭水化物や糖分の高い食べ物は厳しくチェックされるため、自分でも相当気をつけるようになります。毎回、スタッフから叱咤激励を受けていると、つらく孤独になりがちなダイエットもがんばろうという気になるはずです。近頃では医療に応用して生活習慣病の改善をはかろうとするすばらしい試みも行われているようです。

しかし、その費用は数十万円。もちろん、それだけ細やかなマンツーマンの指導があるからこその対価だと思いますが、**自分でやろうと思えば自宅にいながらタダでできます。名付けて池谷式「ザイタック（在宅）」**です！

一人だとくじけてしまいそうと思う方は、お互いに励ましながらできるダイエット仲間と一緒にやるか、家族に応援協力をお願いしてもいいでしょう。

運動はこれまで紹介してきた体操やウォーキング程度で十分。**糖質制限も、つらさを伴わない「なんちゃって糖質制限」がおすすめ**です。例えば、それまで山盛りにしていたご飯を、茶碗に軽くよそう程度にしたり、おかわりをやめたりして、一日にとる炭水化物をこれまでの七割程度に抑えます。**まったく炭水化物をとらないのは、体がだるくなったり、体力気力が低下するなど、別な弊害が出てくる**ため、「抑え気味」程度でいいでしょう。

炭水化物の過食を防ぐには、先に野菜料理から食べ、次に魚や肉料理などのおかずを食べて最後にご飯を食べることです。ある程度お腹が満たされたあとにご飯を食べると、その量が少なくても物足りなさを感じることはありません。

私の場合、四〇代の頃から、「**朝だけダイエット**」をしています。朝食は野菜ジュースだけ。にんじん一・五本、りんご半分、レモン半個、アマニ油（もしくはシソ油、エゴマ油）小さじ一杯を、低速ジューサーで搾って飲みます。これだとビタミンやミネラルが効率よくとれるうえ、一日にとる炭水化物の摂取量も減ります。

たまに朝食にパンやご飯を食べると、お昼になる前に強

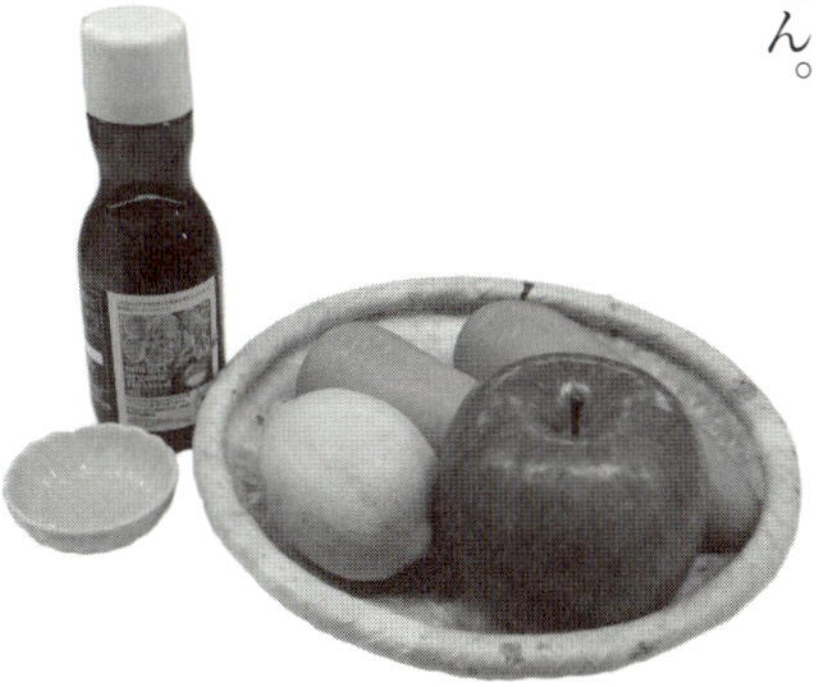

い空腹感が襲ってきますが、これは食後に血糖値が上がって、しばらくして血糖値が下がったときに食欲が出てくるためです。ジュースだけだと午前の診療が長引いてお昼を過ぎてもお腹がすきません。しかも明らかに以前より体調もよくなっています。

じつは、糖質を厳しく制限すると、それほど体を鍛えなくても誰でも二か月でスリムになります。しかし**人間ががんばれる限界は二か月。二か月で急激にやせると、リバウンドしてしまう可能性があります。**かくいう私も、若い頃に無理なダイエットをして、リバウンドどころか、もっと太ってしまった痛い経験があります。

「ザイタック」は二か月といわず、四か月後、半年後の自分をイメージしながら無理なく少しずつやっていくことです。**ストレスを伴うダイエット法より、長く続けられるやり方のほうが、スリムなスタイルをずっと維持できる**ことでしょう。

日頃の食生活と運動習慣を見直すことが、やせ体質になる第一歩。**内臓脂肪を落とすとダイエットに最強のホルモンが分泌され、さらに脂肪の燃焼が加速**されます。

ダイエット中のお酒やフルーツ、スイーツは?

小腹がすいてパッと食べようとするのは、お菓子やフルーツ、パンなどの糖質の多い食べ物です。フルーツはビタミンやミネラルは摂取できますが、それらを含むケーキのようなもの。果糖は脂肪になりやすいので、**甘いフルーツやお菓子を食べたら、ご飯やパンなどの炭水化物の量を減らして調整**しましょう。

アルコールは体脂肪やコレステロールを増やします。しかし適量であれば、血行がよくなり、動脈硬化を抑制する作用があります。適量とは、成人男性で日本酒なら一合、ビール中瓶一本、ワインはグラス二杯、焼酎なら半合程度。女性はその半量が目安です。ただし**お酒には食欲を増す作用があるので、食べ過ぎには要注意。**一番避けたいのは、お酒を飲んだあとのシメ。飲んだあとのシメに麺類やお茶漬けなどの炭水化物をとるのは、燃えないゴミ（炭水化物）を増やすようなものです。

COLUMN 4

「サルコペニア肥満」にご注意！

＊体はスリムになったけどお肉がブヨブヨ？

食事制限中心のダイエットをすると、一見スリムになったように見えますが、じつは脂肪はそのままで、「筋肉が落ちただけ」という場合があります。

それで怖いのは「サルコペニア肥満」です。サルコペニアの意味は「加齢による筋肉の減少」。とくに中高年の女性に多いといわれています。見た目は太っていないので気がつきにくいのですが、筋肉の減少と脂肪の増加で歩行能力などの運動機能が低下し、要介護になるリスクが高くなります。

筋肉には、リンパ球を刺激して免疫力を上げる働きもあります。年齢とともに体力は落ちてきますが、筋肉をつけておけば重い病気になりにくい体にもなるのです。

CASE 09

トイレにすぐ行きたくなる・ときどき尿がもれる

頻尿　尿漏れ

膀胱《ぼうこう》トレーニングをやってみる

「さっきトイレに行ったばかりなのに、また行きたくなった」

寒さなどに関係なく、一日に八回以上トイレに行くか、夜中に一回以上トイレに行きたくて目が覚める人は、「頻尿」「夜間頻尿」といえます。

頻尿の原因はいくつかありますが、膀胱の神経が敏感になっていて、**急にがまんできないような尿意が起きる症状を「過活動膀胱《かかつどうぼうこう》」といい、四〇歳以上では八人に一人が過活動膀胱だといわれています。**

女性の場合は、膀胱を下から支えている骨盤底筋筋肉のトラブルによって生じ、加齢に伴うものがほとんどです。**筋力の低下も起因となるので、骨盤底筋を鍛えるエクササイズをやってみましょう。**

膣と肛門をキュッと引き締め、そのまま五秒維持。これを五回繰り返し、一日に三回行います。自宅であれば、クッションを股の内側に挟んで、それをつぶすようにやればさらに効果的です。

また、おしっこを二回に一回くらいがまんする排尿訓練もやってみてください。**膀胱は伸び縮みするので、おしっこをもっとためられるように訓練する**のです。最低五分はがまんしてからトイレに行きましょう。

＊膀胱トレーニングで筋力アップ

骨盤底筋体操

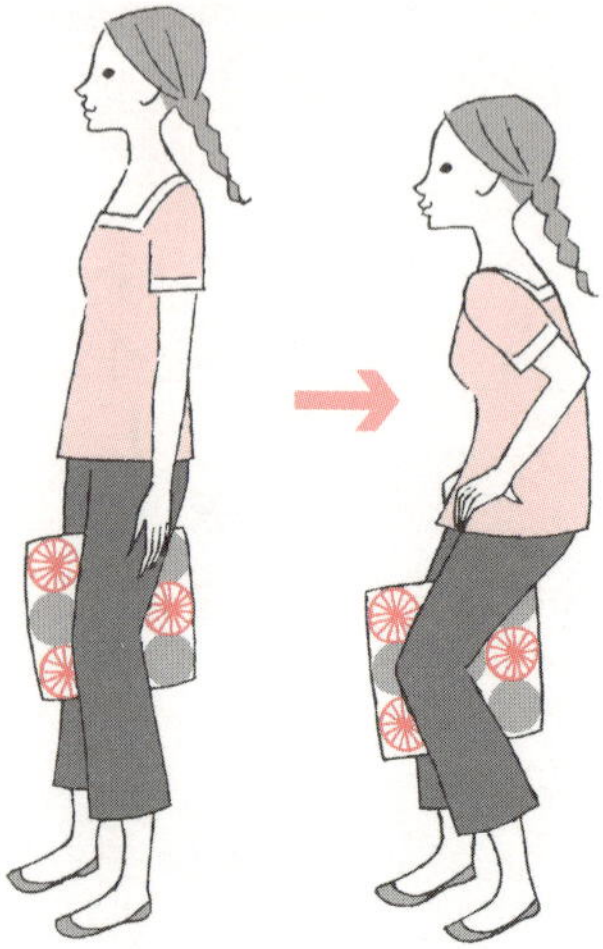

股の内側にクッションを挟み、膝を曲げて内ももとお尻、下腹に力を入れて５秒静止。これを５回繰り返す。
＊クッションのかわりに、少し空気を入れてキャップを閉めた１リットルのペットボトルを使ってもOK。

さらに、咳やくしゃみをしたとき、走ったときなどにおしっこが出てしまう「尿漏れ」も、女性に多い悩み。

尿漏れは骨盤底筋がゆるみ、お腹に圧力がかかると尿道が開いてしまうことが原因。過活動膀胱の場合と同様、骨盤底筋を鍛えるエクササイズが効果的です。

こんな時は病院へ

血尿や排尿痛があるときは「膀胱炎」が疑われます。膀胱炎は細菌に感染し、膀胱の粘膜が炎症を起こしているもの。ぬるい白湯をたくさん飲んで尿量を増やし、腰やお腹を温めてみましょう。

過活動膀胱や膀胱炎は有効な治療薬があるので、つらいようなら泌尿器科か婦人科を受診してください。また、体には原因がないけれども、心の問題でトイレが近くなる心因性頻尿もあり、精神科か心療内科でのカウンセリングが有効なこともあります。

重度の尿漏れがあるときは、骨盤底筋のゆるみが進行していて、子宮や膀胱が脱出している場合もあるので、婦人科の受診をおすすめします。

CASE 10

便がなかなか出ない・便が少ししか出ない

便秘

便秘の改善に役立つ食品と運動

女性に便秘症が多いのは、男性より骨盤が広く、腸がたるみやすいため便の滞留時間が長くなりやすいからといわれています。加えて、腹筋が弱く、便を押し出す力が弱いのも原因の一つです。

便秘は腸の働きの低下がおもな原因で、食物繊維の摂取不足や不規則な食事、運動不足、ストレスなども関係しています。**不規則な食事や生活の乱れは、体にもストレスとなって胃腸の働きをつかさどる自律神経に影響を及ぼし、腸の働きが低下します。**

普段の食事では、食物繊維の不足を補うために、玄米、雑穀、豆類、野菜を取り入れましょう。とくに、海藻や野菜のネバネバ成分に含まれる水溶性食物繊維を多めにとることをおすすめします。味噌や納豆、ヨーグルトなどの発酵食品も腸内環境の改善に効果的です。またオリーブオイルを毎日大さじ一〜二杯程度摂取し、起床後にコップ一杯の水を飲むとスムーズなお通じが期待できます。

運動は、大腸をほどよく刺激し、ストレス解消にもなります。**ゆっくり歩きと早足歩きを交互に行うウォーキングや、次ページの腹部をねじる「大腸を刺激する体操」がおすすめ**です。

こんな時は病院へ

それでも改善しないときは下剤を使うことになりますが、頻繁に服用し、下剤を用いないと排便できない場合は消化器内科を受診してください。

慢性的な便秘の人は、定期的に大腸がん検診を受けたほうがいいでしょう。とくに、以前は便秘ではなかったのに便秘になったという人は、便通を障害する腫瘍やがんが原因になっている可能性もあるので要注意です。

＊腹部ねじりで便秘対策

大腸を刺激する体操

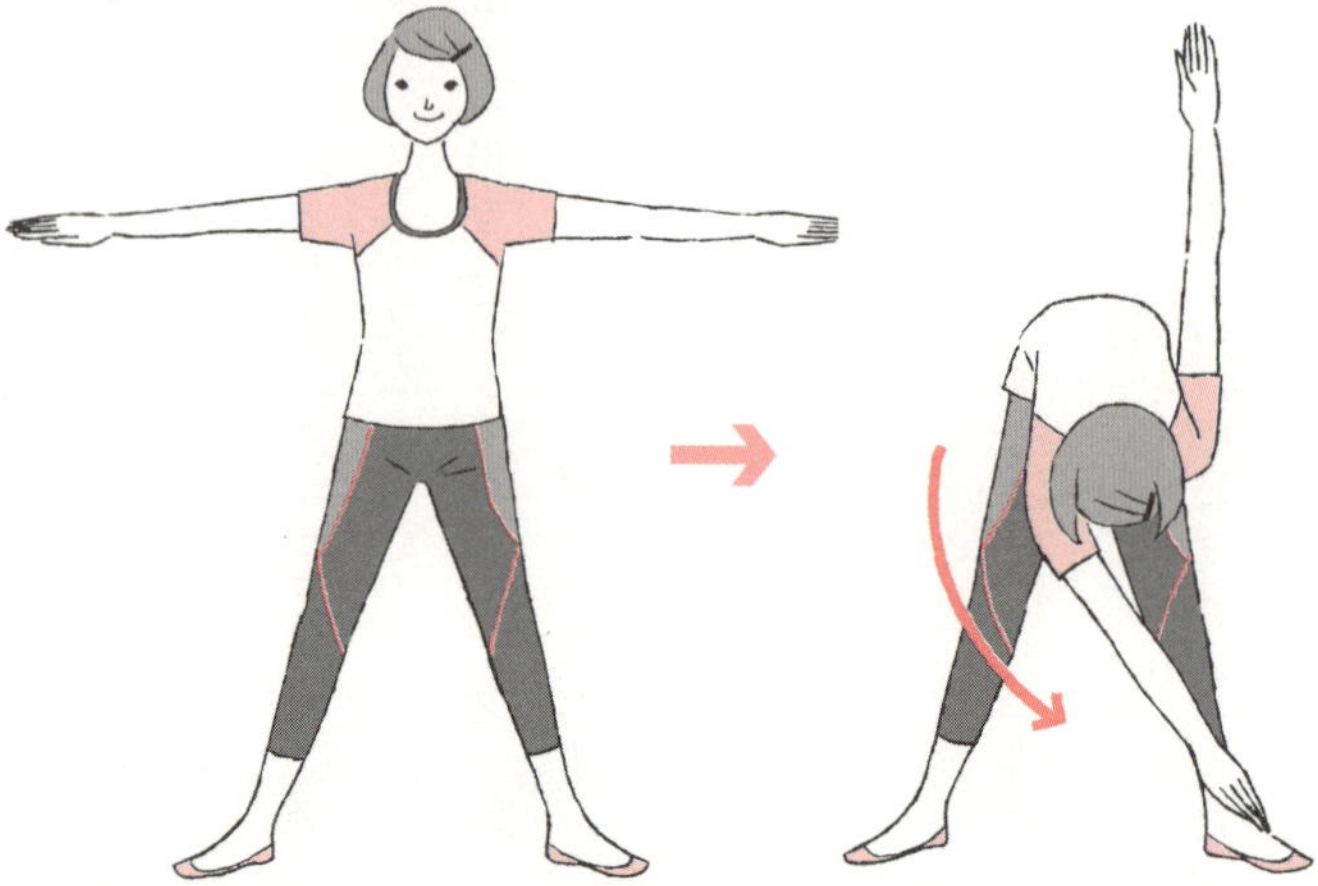

❶両腕をでんでん太鼓のように前後に振りながら、お腹を 20 回ねじります。
❷次に、足を開いて立ち、両腕を左右に伸ばして体を「大」の字にします。
❸上体を倒し、右手で左足のつま先を触るような姿勢で 5 秒間静止。そのときの左腕はまっすぐ天井のほうに伸ばしておきます。左右を入れ替えて 3 回ずつ行います。

CASE 11

歯磨きをすると血が出る・口が臭いような気がする

歯周病

歯周病菌は全身にまわる!

日本人の成人の約八割が歯周病にかかっているといわれています。初期は歯茎が腫れて出血する程度ですが、症状が進むと歯を支える土台の骨組織が破壊され、最後は歯がグラグラして抜けてしまいます。実際、**歯を失う原因の四割以上は歯周病によるもの**です。

歯周病になる直接の原因は、歯垢《しこう》(プラーク)です。歯垢は、食べ物のカスと思われがちですが、じつは細菌のかたまり。毎食後、歯と歯茎の間の汚れをとるようにきちんとブラッシングすることはもちろん、定期的に歯科で歯垢を取り除いてもらいましょう。歯垢が石灰化して固まると歯石になり、さらに歯垢がたまりやすくなります。

歯茎を弱らせないためには、ビタミンC（果物、野菜、イモなど）、ビタミンA（レバー、うなぎ、バター、チーズ、卵など）、ビタミンD（魚介類、キノコ類、卵など）を不足しないようにすることです。またお茶に含まれるカテキンには抗菌作用があるので、食後のお茶は理にかなっているといえます。

喫煙、不摂生な生活、ストレス、肥満も歯周病にかかりやすい危険因子となるため、口の手入れだけでなく生活習慣の見直しも必要です。

こんな時は病院へ

歯周病になると口臭も強くなります。歯と歯茎の間の歯周ポケットが深くなっているため、食べ物の残りカスがたまりやすく、菌の住処《すみか》となって口臭の原因になるのです。口臭は唾液が少なくなっている寝起きや空腹時も生じやすくなりますが、内臓に病気があるときも強くなるので、歯科を受診しても治らないようなら一度内科で検査してもらったほうがいいでしょう。

歯周病で怖いのは、糖尿病や動脈硬化、肺炎、心疾患、脳血管疾患など、全身の病気を誘発する危険性があることです。動脈硬化のこぶの中から歯周病菌が見つかるなど、歯周病菌が全身にまわっていることも明らかになりました。

炎症を引き起こす物質の歯周病菌が、毛細血管を通って体中に運ばれていくと、全身に悪影響を及ぼすのは必至。食べ物と一緒に歯周病菌が気管に入ってしまうと誤嚥《ごえん》性肺炎になる恐れがあり、命に関わる病気とも無関係ではありません。

また歯周病菌は血中濃度を下げるインスリンの作用を阻害するため、糖尿病も悪化させます。逆に、糖尿病になると歯周病になりやすく、双方がからみあう因果関係にあるといえます。歯周病は、口の中の病気だけに留まらないのでご注意を。

CASE 12

風邪を引きやすい・風邪が長引くことが多い

風邪

風邪に抗生物質を飲むのはナンセンス

風邪の九割以上はウイルス感染によるものです。その**原因ウイルスは三〇〇種類以上あるといわれており、どのウイルスに感染したかを特定することは困難。**それぞれの性質がすべて異なるため、風邪の各ウイルスに効く薬は存在しません。

インフルエンザの場合は抗ウイルス剤が存在しますが、風邪薬はあくまでも風邪の症状を緩和するだけで、風邪のウイルス退治をするわけではないのです。

さらにいうと、抗生物質は細菌を殺す働きはあっても、ウイルスには効果はありません。細菌とウイルスはまったく別物なので、むやみに抗生物質を飲むのは避けてください。**抗生物質を使い過ぎると、細菌が耐性をつけてしまい、抗生物質の効かない耐性菌が広がるという大問題が生じます。**

院内感染などの新たなリスクを生じさせるもとにもなるので、医師が抗生物質を処方するといったら、自分にとって絶対に必要かどうか質問してみましょう。

では、風邪を治すにはどうしたらいいか。それは体の免疫力に任せるしかありません。風邪は、睡眠不足や不摂生な生活をしたとき、疲れやストレスがたまって免疫力が落ちたときにかかりやすくなります。**風邪を引いたら、体の免疫機能が十分に働くように、休養して水分と栄養を補給**することが一番です。

熱が出ているときは、免疫機能を担う白血球がウイルスと必死に闘っている状態です。解熱剤を飲むと熱は下がりますが、ウイルスと闘う免疫力が下がり、こじらせてしまうことがあります。体力を著しく消耗するほどの高熱が出たときはともかく、自分の免疫力で治すことが理想です。

風邪の予防策と自分でできる対処法

風邪の予防でもっとも効果的なのは、外出から帰ったあとの手洗いとうがいです。うがいはうがい薬を使う必要はなく、水道水でかまいません。喉についた細菌やウイルスを洗い流すようにしましょう。手洗いは石けんを用いてしっかり行うことが大切です。また、マスクは自分の感染を防ぐ以外に、他者への感染を最小限にするという、エチケットとしても大切です。

東洋医学では風邪を「風の邪気《じゃき》」と考え、**邪気を体に取り込まないためには乾布摩擦《かんぷまさつ》などで皮膚を鍛え、首やお腹を冷やさないことが予防になる**としています。風邪を引きやすいという方は、そういう方法も取り入れてみてはいかがでしょうか。

風邪の引き始めなら、漢方薬の葛根湯《かっこんとう》が効きます。葛根湯は自然な発汗を促して解熱作用があります。ただし**葛根湯が効くのは、風邪ぎみだなと感じた一日から二日くらいまで。**すでに熱が上がりきって発汗している人や、虚弱体質の人には効かないので、医師や薬剤師に相談のうえ、処方してもらいましょう。

葛根湯に限らず、漢方薬はその人の体質によって向き不向きがあります。詳しくは第四章で述べますので、参考にしてください。

風邪を引いたときのお風呂は、短時間で疲れない程度に、湯ざめしない入り方ならOKです。体力を消耗しないようにさっと入って、温かくして休むようにしましょう。ただし、小児では中耳炎や副鼻腔炎などを併発していることもあり、この場合は入浴が症状を悪化させるので注意が必要です。

熱が出たときは、こまめに水分補給をして安静にしてください。

こんな時は病院へ

激しい頭痛や三九度以上の高熱が二〜三日続く場合は、内科を受診しましょう。食欲がなく、下痢や嘔吐を伴うときは脱水になりやすいので、点滴が必要になることもあります。

＊手放せなかった頭痛薬ともサヨナラ

本田佐代子さん（仮名・51歳）は、若い頃から慢性的な頭痛もちで、市販の頭痛薬を常時持ち歩いているとのこと。フルタイムで仕事をしているため、いつもの頭痛が始まりそうと感じたら、すぐ服用していたそうです。そうでもしなければ、頭が痛いだけではなく、吐き気をもよおし仕事ができなくなると切実そのもの。

私は患者さんには必ず初診の際に、まず日常の様子を詳しく聞きます。佐代子さんの仕事は、経理事務。職場ではほとんどデスクワークで、常に前かがみの姿勢でいるようです。在宅時も家事が終わると、自由時間はスマートフォンやパソコンでネットサーフィンをしているといいます。

佐代子さんは仕事や家事、自由時間も前かがみの状態でいることが多く、首や肩のコリからくる緊張性頭痛ではないかと考えられました。そこで26ページで紹介した「自分・壁ドン」をやってもらったところ、背中がまっすぐになっていないことを自分でも気づかれたようです。

さらに、その場で空を見上げてボートを漕ぐような体操（29ページ参照）を教えると、「こういう体の動作は何十年もやったことがない」と驚いた様子。さっそく日常でも取り入れてみるといって帰宅しました。

一か月後、再診に訪れた佐代子さんの第一声は「この一か月間、頭痛薬を飲んでいません！」というもの。毎日、私がすすめた体操をしていたら、肩がほぐれて温かくなり、頭痛も治ったそうです。

佐代子さんには初診時、体の血行をよくするための食生活のアドバイスもしました。長年の悩みだった頭痛を治したいがために、私のすすめる食習慣や体操を忠実にやってくれたせいでしょうか。数十年も付き合ってきた慢性頭痛がたった1か月で完全に治っていたのには、正直、私も驚きました。思わず歓喜の声を上げたほどです。患者さんの喜びが、自分にとって何よりの喜びなんだと改めて気づいた一瞬でもありました。

第3章

「血管力」を高めて、大きな病気を防ぐ

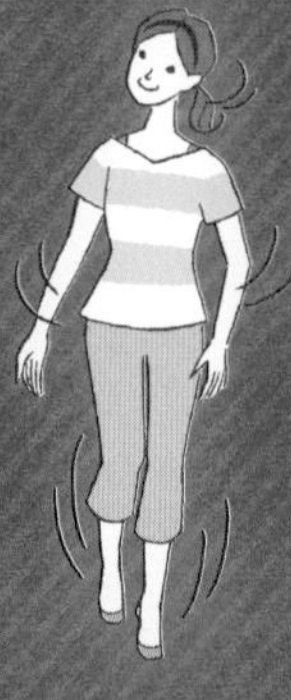

CASE 13

血管年齢が気になる・「動脈硬化」を防ぎたい

「動脈硬化」は血管の老化

近頃はテレビなどの健康情報に関心をもつ方が増えたせいか、私のクリニックを訪れる患者さんからも「血液サラサラ」や「血管年齢」といった言葉がごく普通に出てくるようになりました。血管の中を血液がスムーズに流れていかない映像などを見ると、自分はどうなのだろうと心配になるのかもしれません。

そこでまず、血管や血管年齢について少し説明しましょう。

血管の状態は、たとえるなら桜の木のようなものです。大動脈に相当するのが幹。末端の中・小動脈が枝葉です。

樹齢何百年といわれる老木なのに満開の花を咲かせる木は、年相応に幹の硬化が進んでいるとはいえ、枝葉まで養分が行き渡っています。これと同じように、**年をとっても元気で若々しい人は、末端の動脈までしなやかで、血管年齢が若い**のです。

一方、幹は若いけれど枝葉が貧弱で、ちらほらとしか花をつけられない木は、血管年齢が高い若者と同じ。年齢は若くても、不健康な生活習慣などにより枝葉まで血流（栄養）が行き渡っていなければ、健康な体とはいえない状態になってしまいます。

このように、血管の若さと実年齢はイコールではありません。血管年齢が実年齢より相当若い人もいれば、逆に実年齢の何十歳も上という血管年齢の人がいます。**健康な体や若々しさ、美しさは、全身のあらゆる細胞、臓器に必要な栄養や酸素を送る「血管」の力にかかっている**といってもいいでしょう。

若い頃はしなやかで弾力がある血管も、加齢とともに弾力が失われ、硬くなっていきます。そうした**血管の老化が「動脈硬化」**です。

動脈硬化が進むと、血管が詰まったり切れたりして、「心筋梗塞」や「狭心症」などの心血管疾患、「脳梗塞」や「脳出血」などの脳血管障害、さらには「大動脈瘤」といった生命にかかわる病気を引き起こしてしまいます。

女性は更年期以降に起こりやすい

女性は、女性ホルモンが分泌されているうちは動脈硬化になりにくいのですが、**更年期を迎えた頃から老年期にかけて急速に血管の老化が進みます。**

それまでは、女性ホルモンの「エストロゲン」が動脈硬化を予防したり、血圧を上げにくくしたり、コレステロールを抑制したり、さまざまな病気に対する予防効果をもたらしていました。

しかし女性ホルモンは閉経とともに、限りなくゼロに近い分泌量しか出なくなります。これは体を守っていた護衛隊が急にいなくなってしまったようなもので、病気になるリスクも一気に高まります。

動脈硬化を引き起こす大きな原因は、高血圧や糖尿病、脂質異常症（高脂血症《こうしけっしょう》）です。しかし細胞の老化は、生活習慣病を発症する前の、予備群の状態からすでに始まっています。**若い頃からの生活習慣がのちのち恐ろしい病気を招いてしまうことになるので、更年期になる前から気をつけておく**べきでしょう。

動脈硬化は自覚症状がないまま、数年、数十年の年月をかけて静かに進行し、ある日突然、命を奪うような病気になります。「サイレントキラー」と呼ばれるのはそのため。**血管の老化には痛みが伴わないので、なかなか自覚できない**のです。

そこで血管の老化が何歳相当であるか、推定するために行われているのが「血管年齢検査」です。血管年齢とは、血管が「何歳相当に硬くなったか」を表わす「硬さ」の指標です。

「血管年齢検査」は医療機関で受けることができますが、自宅でも動脈硬化の進行度や血管病のリスクを予測することができます。次ページの「血管年齢セルフチェック法」をもとに、ご自分でもやってみてください。それで心配な数値が出るようなら、一度、内科か循環器科で検査してもらいましょう。

エストロゲンの分泌量の変化

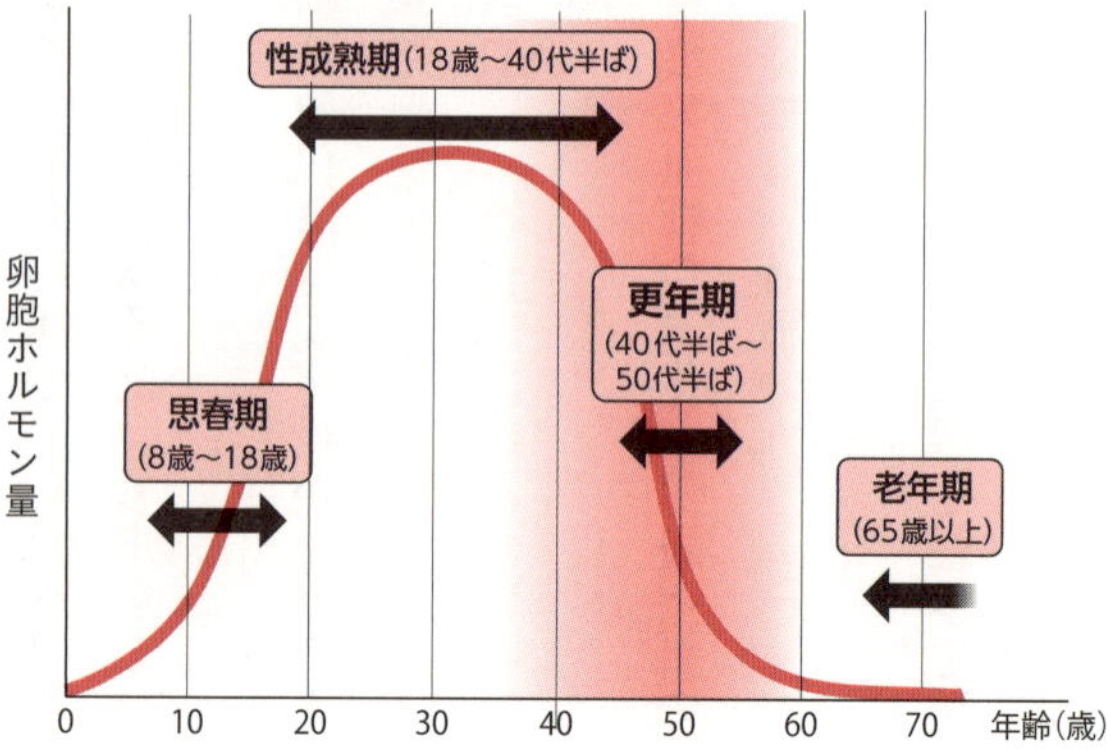

血管年齢セルフチェック

血圧は起床後、30分から1時間以内に、リラックスした状態で測ります。2回連続して測り、高いほうを採用します。

下の血圧 [　　mmHg] ＋（上の血圧 [　　mmHg] − 下の血圧 [　　mmHg]）÷ 3

平均血圧（100未満が理想）
＝ [　　mmHg]

＊判定：100以上の人は要注意。末梢部分の細い血管に硬化の傾向がある。

上の血圧 [　　mmHg] − 下の血圧 [　　mmHg] ＝ 脈圧（正常範囲40~60）[　　mmHg]

＊判定：60以上の人は要注意。心臓に近い太い血管に硬化の傾向がある。

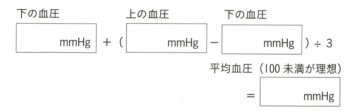

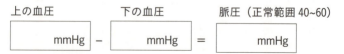

いくつになっても血管は若返る！

では、しなやかさを失って硬くなった血管は元に戻らないのでしょうか。

そんなことはありません。たとえいくつになっても、実年齢よりはるかに老いた血管を若返らせることは十分可能です。血管にはすばらしい回復能力が備わっており、しなやかで詰まりにくく、切れにくい血管に戻すことができます。

血管を若返らせる近道は、「血管力」を高めることです。「血管力」とは、私が作った言葉ですが、血管全体がしなやかさを保ち、その内壁がなめらかで、血液をスムーズに循環させることのできる力をいいます。**血管の硬さだけではなく、血管力を高めることでさまざまな病気を防ぐことができる**のです。

しかも、その方法は簡単。血管力を高めるポイントは、次の三つです。

❶食事では、血管によい「オメガ3系の油」を適量とる。

❷運動習慣をつけ、血管によい「NO《エヌオー》（一酸化窒素）」の分泌を促す。
❸禁煙、減塩、「なんちゃって糖質制限」で、血管のダメージを減らす。

どれも普段の生活にプラスして習慣的に続けていけば、確実に細胞が若返ります。❷の「NO」と、❸の「なんちゃって糖質制限」は先のページで述べましたが、❶の「オメガ3系の油」の効用については、あとで詳しく説明することにしましょう。

COLUMN 5

動脈硬化が進行している人ほどシミが大きい⁉

＊血管年齢は肌年齢。磨けば光る時期に体も磨こう！

女性なら誰しも、肌がきれいでありたいと願うものです。紫外線対策グッズや美肌化粧品に多くの女性の関心が集まるのもうなずけます。

しかし美しい肌は体表からではなく、皮膚の下から作られます。新しい皮膚は体の中で作られるのです。皮膚の下の細胞には、毛細血管が張り巡らされており、その中を酸素や栄養が運ばれてきます。

十分な栄養を供給された肌にはハリと潤いが生まれますが、血管力が低下し、肌に栄養が行き届かなくなると肌の老化は免れません。

「中高年の女性では、動脈硬化が進行している人ほどシミが大きい」

これは、愛媛大学医学部皮膚科学教室の宮脇さおり医師らの研究報告です。同大学附属病院「抗加齢・予防医療センター」で健診を受けた女性一六九人を対象に、頸動脈《けいどうみゃく》の状態と、シミの総面積やシワの長さ、肌の明るさやキメの細かさ、毛穴の状態などを解析した結果、シミの面積が大きい女性ほど、動脈硬化が進行していることが明らかになりました。

動脈硬化は体の外からは見えませんが、シミという形で女性だけに現われるようです。「人は血管とともに老いる」とよくいわれていますが、反対に「人は血管から若返る」ともいえます。若々しく、美しい肌を手に入れるためには、血管力を高めることが一番です。

しかも若いときから常に磨いておけば、いつまでも若さを保つことができます。

例えば三〇年前に買ってきた器を二九年間何も手入れせずに放置して、慌てて一年前から一生懸命磨いたものと、買ってきたときから三〇年間、常に磨き続けてきたものでは、その差は歴然。きれいなままをキープしておいたほうが、輝き方が違います。

血管のお手入れも、肌のお手入れも、早ければ早いほどいい。磨けばより光る時期に、体も磨いておきましょう！

CASE 14

朝の血圧が高め・「高血圧」を予防したい

「早朝高血圧」に要注意

血圧が高いというのは、長く細いホース（血管）に大量の水（血液）を送ろうとして、ポンプの圧力を上げているような状態をいいます。

そうすると血管内皮には常に高い圧力で負荷がかかっていることになり、血管内皮の機能が低下して動脈硬化が進みます。柔らかくしなやかだった血管が次第に硬く、厚く、狭くなっていくのです。

血管が硬く狭くなると、さらに抵抗が強まってきて悪循環に。強い圧力で血液を送り続ける心臓にも負担がかかってくるので、心肥大や心不全を引き起こす危険性があります。

血圧を毎日測る習慣がなく、健診をあまり受けていない女性の中には、自分は低血圧だと思い込んでいる人もいます。「もともと低血圧だから朝がつらい」という方ってけっこう多いでしょう。

じつは、そういう人ほど危ない。**更年期前後に体のスイッチが切り替わり、高血圧になっている場合があります。**とくに両親とも高血圧の人は気をつけてください。疲れやストレスが引き金になって、急に血圧が上がり、脳心血管系の病気にならないとも限りません。

「高血圧」と診断されるのは、上の血圧（収縮期）が一四〇 mmHg 以上、あるいは下の血圧（拡張期）が九〇 mmHg 以上の場合です。ただし、一時的に高い値を示す場合は、高血圧とはいいません。

気をつけたいのは、「早朝高血圧」です。病院で測ると正常値なのに、起床直後の血圧が高い場合は、朝起きてから二時間以内に多発する心筋梗塞や脳卒中のリスクが高くなります。

起床後一時間以内に二回連続して血圧を測り、二回とも上の血圧が一三五mmHg以上、あるいは下の血圧が八五mmHg以上であれば、早朝高血圧でしょう。

常に塩分摂取量を考えて食事をする

高血圧を招きやすいのが、塩分（ナトリウム）の多い食事です。**ナトリウムを体外に排泄しやすくなるためには、野菜をできるだけたくさん食べること**です。

私たちの体の約六〇パーセントを占める体液には、ナトリウムとカリウムが一定の比率で含まれ、増え過ぎると、この二つがワンセットとなって排出されます。野菜にはカリウムが豊富に含まれているので、過剰なナトリウムを排泄しやすくなります。

カリウムを多く含む野菜は、パセリ、サニーレタス、ニラ、トマト、ほうれん草、モロヘイヤなど。カリウムは水に溶け出しやすいので、食べる直前に洗い、生のまま食べるのがいいでしょう。

さらに魚、大豆製品などの良質なタンパク質、マグネシウムやカルシウムを多く含むナッツ類を食べることで相乗効果が期待できます。

高血圧を予防するには「減塩」が必須です。調理する際は、だしの旨み、酸味、辛みを活用して、塩分を控えましょう。塩、しょうゆ、みそなどの調味料を減塩タイプに変えると一定の効果があります。外食では塩分の多いつゆやソースがかかった丼物、カレーなどを控え、麺類のつゆは残すこと。加工食品に含まれる塩分も把握しておき、常に塩分摂取量を考えながら食事することが大切です。

CASE 15

健診で血糖値が高めといわれた・「糖尿病」になりたくない

「糖尿病」は、怖い合併症や認知症を招く

血管内を流れる血液の質も、血管壁に影響を及ぼします。**血液中のゴミで代表的なものが「糖質」と「脂質」。糖質が病的に増えた状態が「糖尿病」**です。

私たちの体の重要なエネルギー源であるブドウ糖は、すい臓から分泌されるインスリンによって血液中から細胞に取り込まれます。このインスリンの働きが不十分だと、血液中のブドウ糖の量（血糖値）が増え過ぎて、糖尿病を発症します。

糖尿病になると「のどがよく渇く」「尿の量や回数が増える」「体重が減る」「疲れやすくなる」といった自覚症状が出てきます。

糖尿病は、尿の中に糖が出ることから名付けられました。血糖値が高くなり過ぎると、ブドウ糖が尿に出てしまい、つまり尿に出てきたときにはすでに血液中の血糖値は許容量を超えているということです。

糖尿病の三大合併症には、末梢神経や自律神経に障害が起こる「神経障害」、網膜の毛細血管が冒されて失明につながる「網膜症」、腎不全や尿毒症を引き起こす「腎症」があります。

また、脳梗塞や心筋梗塞の人の多くに糖尿病がありますが、これは糖尿病になると動脈硬化が進行しやすくなるからです。

糖尿病になると、認知症になりやすいともいわれています。インスリンの分解酵素は、アルツハイマー病を引き起こす物質（アミロイドβタンパク質）を分解する酵素と同じなので、それがインスリンを分解することにたくさん使われてしまうと、脳内の代謝がおろそかになって脳の正常な組織を壊してしまうのです。

さらに、**体のタンパク質が糖化すると、活性酸素が生じやすくなり、老化が進むこと**

もたしか。「糖化は老化」とよくいわれるように、体の老化だけでなく、お肌の老化も避けられません。

若い女性にも増えている「糖尿病」

糖尿病を引き起こす要因は、過食、過度の飲酒、運動不足、肥満、喫煙、ストレスなどの悪しき生活習慣に加え、加齢や遺伝も関係してきます。**おもに中高年以降に発症しやすいとはいえ、近頃は若い女性の発症も増加しています。**運動習慣がなく、食生活が不規則で栄養も偏りがち、その上スイーツや甘いフルーツが好きという人が多くなったせいでしょう。

覚えておいてほしいのは、そのときの糖の代謝状態を一〇年後まで引きずるということです。これを「メタボリックメモリー」といい、若いときの高血糖を放置すると、あとになって治療をしても、よい状態にコントロールされにくくなってしまうのです。

若い頃の食生活や生活習慣は、更年期以降もなかなか変わらないもので、そういう生活を続けているといわずもがな。**更年期前から気をつけておかないと、将来大変なことになるので、「いまが大事」ということを忘れないでください。**

健診で見逃されがちなのは、**食後一～三時間だけ血糖値が異常に上昇する「食後高血糖」**です。このケースでは甘いものを食べたあとは、血糖値が上がりインスリンがたくさん出ます。するとやがて血糖値は正常範囲まで下がりますが、その間の血糖値の急激な上がり下がりが危険なのです。血糖値が平均して高めの人より、一気に上がる人のほうが血管が傷つきやすいことがわかっています。

健診時は血糖値が正常の範囲内でも、糖尿病の予備群である「隠れ糖尿病」の可能性もあるのです。

健診で血糖値が少し高め（早朝空腹時で一〇〇mg／dl、ないしはヘモグロビンA1C5.6％）といわれたら、危険信号です。糖質を多く含む炭水化物やイモ類、果物、スイーツを控えめの食生活に切り替えていきましょう。

血糖値を急上昇させない食べ方のコツは、野菜から食べて、最後にご飯を食べるという順番に変えることです。**野菜から先に食べると、糖質の腸内での吸収がゆるやかになり、食後の血糖値が抑えられます。そして食べ過ぎの予防にもなります。**

食後三〇分後からの軽い運動も、食後の高血糖の改善に役立ちます。食事をすると、一～二時間後に血液中の血糖値はピークを迎えます。そのピークを迎える前のタイミングで運動すれば、効率よく糖分を燃やすことができるのです。

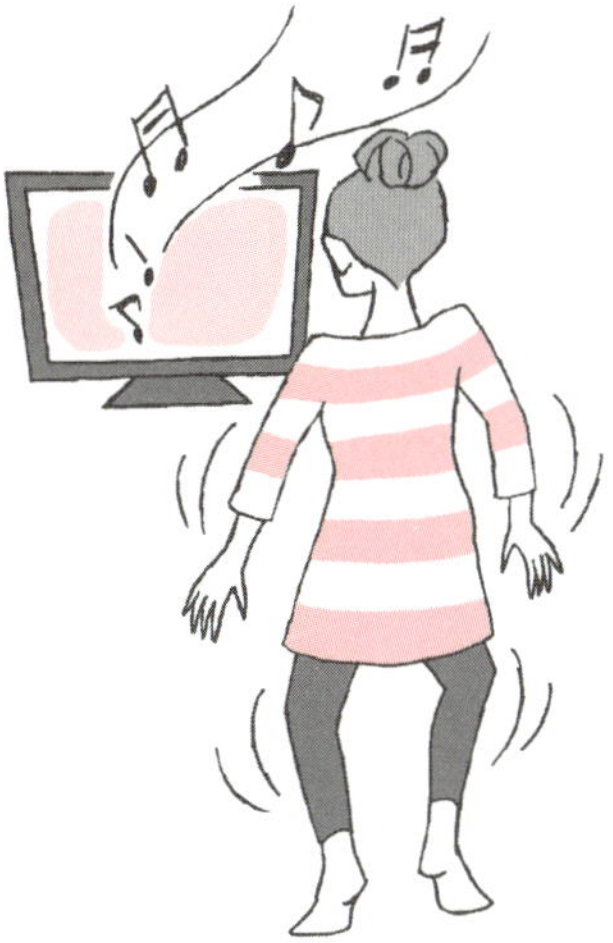

テレビを見ながら「ゾンビ体操」を。夕食後に効果を発揮する「なかったこと運動」。

つまり食べたものを「なかったこと」にする運動といえます。この**「なかったこと運動」は、とくに夕食後が効果的**です。

夕食後に運動すると、その日の食べ過ぎがリセットされ、翌朝の起床時の血糖値を下げることにもつながります。

CASE 16

コレステロール値が気になる・「脂質異常症」を改善したい

悪玉コレステロールと善玉コレステロールの違いは？

「血管にコレステロールがたまると危険」。そういう認識が広く浸透してきたせいか、健診結果でコレステロール値を気にする方も多いようです。

では、コレステロールとはどういうものか、先に説明しておきましょう。

血液の五五パーセントを占める「血しょう」のうち、九〇パーセントは水分で、そこに脂質や血糖が溶け込んでいます。脂質の中には「コレステロール」や「中性脂肪（トリグリセライド）」などが含まれ、このコレステロールのうち、「LDLコレステロール」が悪玉コレステロール、「HDLコレステロール」は善玉コレステロールと呼ばれます。

コレステロールに、悪玉と善玉があることはご存知かと思いますが、その違いは次の通り。悪玉の「ＬＤＬコレステロール」は、肝臓からコレステロールを全身に運ぶ役割を担い、その量が一定量を超えると、余ったコレステロールを血管壁に置き去りにしてしまいます。

これに対し、善玉の「ＨＤＬコレステロール」は血管壁の余分なコレステロールを回収し、肝臓に戻す働きのある、いわばお掃除やさんのようなものです。

「脂質異常症（高脂血症）」は、血液中に悪玉コレステロールと中性脂肪（トリグリセライド）が多くなって、善玉が少なくなってしまう状態のときに起こります。

中性脂肪は体内に貯蔵されたエネルギー源で、カロリーが不足したときに使われますが、欧米型の食生活になるにつれ、過剰ぎみの人が増えてきました。そして血液中に中性脂肪が増えると善玉コレステロールが減り、悪玉コレステロールが増えます。

血管のお掃除やさんが少なくなると、血管にはゴミがたまるばかりです。

血管の壁にコレステロールが蓄積されると、コブのようなふくらみ（プラーク）ができ、血流がスムーズに流れなくなります。また、プラークが破裂して血栓が生じると、それが血管をふさいでしまうこともあるのです。

「脂質異常症」は心筋梗塞や脳卒中を起こした人、肥満、糖尿病を抱える人に多く見られますが、やはり甘いものや脂肪分の多い食品、アルコールのとり過ぎがおもな原因。食べ過ぎ、飲み過ぎをやめることが予防策です。

卵は控えなくても大丈夫

脂質の吸収を抑えてくれるのは、ネバネバ系野菜のオクラやモロヘイヤ、ごぼう、昆布、ワカメなどの海藻類、こんにゃくなどです。これらは中性脂肪やコレステロールを腸内でからめ取り、ヌルヌルしたゲル状にして便として排泄する働きがあります。

青魚やアマニ油、エゴマ油などに含まれる「オメガ3系の油」も中性脂肪を減らし、

善玉コレステロールを増やす働きがあるのでおすすめです。

ひと頃は「卵を食べるとコレステロールがたまる」と信じて、卵に拒絶反応を示す方も多くいましたが、卵を食べたからといって悪玉コレステロールが増えるわけではありません。

私はたくさんの患者さんを診てきて、卵を食べても問題ないとわかっていたため、卵が好きな人は食べてもいいといい続けてきました。

それがやっと二〇一五年五月に、日本動脈硬化学会が「卵を食べても体内のコレステロール値は大きく変わらない」との声明を発表。ガイドラインの食事摂取基準から「コレステロールの基準」がなくなりました。

つまり、**「コレステロールの多い卵はたくさん食べないほうがいい」という考えは間違いだった**、ということになったのです。

しかしそれとて、「三割の人は変わらず、三割の人は増加し、三割の人は減少した」というデータから出した結論。全体の「平均」で見るとコレステロール値は変わらなかったというだけで、人によって違うことがわかります。つまり、ケースバイケースということです。このことからも、研究者の医学データは参考になりますが、何事も新常識だといって鵜《う》のみにするのは間違い。患者さんはみんな同じではないので、外来で多くの人を診てきた臨床医のほうがわかっていることも多いのです。

COLUMN 6

いい油をとると細胞が変わる

＊「オメガ3系」の油で血管の若返りを

近頃は魚を食べない人が増えていると聞きます。魚には「EPA」という油が多く含まれており、動脈硬化の抑制や認知症予防のために有効であることは、さまざまな研究で証明されています。EPAは、血栓の予防、血管の傷の修復など、血管内皮機能を改善する効果があるため、私もずっと研究してきました。

しかしどうしても魚が食べられないという人もいて、その代わりになるものはないかと調べて行き着いたのが、アマニ油、エゴマ油、シソ油といった「オメガ3系」の油でした。

油は「太る」「カロリーが高い」というイメージがあって敬遠されがちですが、油には、積極的にとったほうがいい油と、避けたほうがいい油があります。最近はマーガリンなどに含まれる「トランス脂肪酸」の危険性が指摘され、避けるようになった方も多いと思います。

＊避けたほうがいい油は「オメガ6系」

ここで、油の種類について簡単に説明しましょう。油には牛肉や豚肉などの脂肪に含まれる「飽和脂肪酸」と、それ以外の、さらさらして固まらないオイル状の「不飽和脂肪酸」があります。

「不飽和脂肪酸」はさらに三種類、「オメガ3系脂肪酸」「オメガ6系脂肪酸」「オメガ9系脂肪酸」に分けられます（114ページ参照）。「オメガ3系」の油は体内で分解されて「EPA（エイコサペンタエン酸）」になり、「オメガ6系」の油は「AA（アラキドン酸）」に変わります。

スナック菓子やレトルト食品、揚げ油に使われているのが、「オメガ6系」の油。そう聞くと、避けたほうがいい油はこちらということがわかりますね。「AA」が優位になると血管にもよくないばかりか、アレルギーや炎症反応を起こすので、「AA」の摂取量を抑えたほうがいいのです。

そしてここからが肝心。動脈硬化を防ぐ「EPA」と動脈硬化を招く「AA」は、体内で細胞の椅子取りゲームのような陣地争いをしています。例えば、「AA」が増えると、「EPA」の作用が弱まる。その逆もあります。どちらかが多いか少ないかで、細胞がいいようにも悪いようにも変わってしまうのです。

私がアマニ油をおすすめするのは、以上の理由のほかに、食物繊維が豊富で、ポリフェノールの一種である「リグナン」など若返りに役立つ栄養

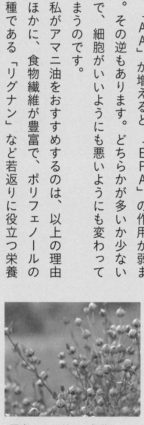

亜麻はアマ科の一年草。
この種から油を採る。

素も含んでいるため。しかも味にくせがありません。

ちなみに、「アマニ（亜麻仁）」とは「亜麻」という植物の種です。

＊「オメガ3系」の油で血管の若返りを

オメガ3系の油は加熱すると酸化しやすいので、そのまま料理にかけたり、ヨーグルトにまぜたり、ドレッシングに使ってみてはいかがでしょう。一日にとる目安はスプーン一〜二杯程度が適量です。魚を食べるときは、天然ものより養殖もののほうが油も多いのでおすすめ。焼くとどうしても油が落ちてしまうため、まぐろなどの青魚のお刺身がベストです。

付け加えると、オリーブオイルなどの「オメガ9系脂肪酸」は、「EPA」と「AA」が繰り広げている「細胞の陣地争い」には参加しません。カロリーオーバーにならない程度なら、血管への問題はないでしょう。

オメガ3系の油は熱に弱いため、加熱料理にはオリーブオイルが適しています。揚げものには向きませんが、そもそも揚げもの自体がカロリーオーバーになるのでできるだけ避けたほうが無難です。

「不飽和脂肪酸」の種類

種類	多く含まれる食品	働き	影響
オメガ3系脂肪酸（α-リノレン酸）	くるみ アマニ油 エゴマ油 シソ油 など	体内で分解され「EPA（エイコサペンタエン酸）」になる	動脈硬化を予防
オメガ6系脂肪酸（リノール酸）	豚肉や鶏肉の油 サラダ油 コーン油 ごま油 紅花油 など	体内で分解され「AA（アラキドン酸）」になる	動脈硬化を促進
オメガ9系脂肪酸	オリーブ油 菜種油 など		影響を及ぼさない

オメガ3系とオメガ6系の女性1日あたりの摂取目安量

年齢	オメガ3系脂肪酸	オメガ6系脂肪酸
18～29（歳）	1.6（g/日）	8（g/日）
30～49（歳）	1.6（g/日）	8（g/日）
50～69（歳）	2.0（g/日）	8（g/日）
70歳以上	1.9（g/日）	7（g/日）
妊婦・授乳婦	1.8（g/日）	9（g/日）

出典：日本人の食事摂取基準（2015版）より

CASE 17

ときどき胸が痛くなる・「心臓の病気」が心配

胸の圧迫感は「肩こり」が原因の可能性も

胸が押されるように痛くなると、心臓が悪いのではないかと不安に思ってしまいますが、**多くの場合は肩こりが原因**です。肩の筋肉は首だけでなく、胸にもつながっているので、関連した部位の症状として胸の圧迫感が生じてきます。肩こりのページで紹介したストレッチをしてみて、少しラクになるようならば、胸の症状の原因が肩こりである可能性が高いでしょう。

こんな時は病院へ

胸を押して痛みが増す場合は、肋骨の骨折も疑われます。肋骨は気づかないうちに折れていることがあるので、痛みが続く場合は整形外科を受診してください。

ときどきチクチクするような痛みであれば、肋間神経痛の可能性も。肋間神経痛は、運動不足や疲労によって胸周辺の神経が骨や筋肉に締め付けられて起こります。

また、赤く水を含んだ発疹が皮膚に出てきた場合は、帯状疱疹《たいじょうほうしん》の可能性があるので、皮膚科か内科を受診しましょう。

虚血性心疾患は、心臓ではなく血管の病気

一方、動くことで息苦しさや痛みが増すような場合は、狭心症や心筋梗塞といった虚血性心疾患や肺に問題がある可能性もあります。

狭心症は、冠動脈が狭くなって起こる病気。心筋梗塞は、冠動脈の血路が遮断されて心筋を壊死《えし》させる病気です。両者は別の病気ですが、動脈硬化が原因となっている点では共通しています。

狭心症はおもに運動したときの息苦しさ、胸がけいれんするような痛み、左肩のしび

れなどの症状があり、しばらく安静にしていると回復します。**何度もあるようなら循環器科を受診**してください。

心筋梗塞の前兆として狭心症が生じる場合があります。運動中のみならず、安静時に胸の痛み、倦怠感や息切れなどが生じることもあります。しかし、前兆のはっきりしないケースも少なくありません。放っておくと突然死することもあるので、**通常とは違う痛みを感じたら、すぐ循環器科のある病院に行きましょう。**

少し前に「元タカラジェンヌの女優さんが心筋梗塞で入院」と騒がれ、世間を驚かせました。心筋梗塞は男性に多い病気ですが、比較的若い女性にも起こりうるのです。

心筋梗塞の最大のリスクファクターは、悪玉コレステロールです。悪玉が善玉の三倍以上に増えると、発症する危険性が高まります。そして、心筋梗塞を引き起こす大きな要因はストレスです。**ストレスによって自律神経が乱れると、心拍数や血圧が正常にコントロールされず、脳心血管系の病気のリスクも増大。**日頃から良質な睡眠をとって、心身の休息時間をもうけるなど、健康的な生活を心がけることが大切です。

心臓の病気は、心臓そのものが原因で起こるように思われていますが、実際は心臓を支配する冠動脈が動脈硬化によって細くなったり詰まったりして、血液供給が不十分になって発症します。冠動脈は、心臓からつながって全身を巡る大動脈の根元より分かれ、心筋の表面を冠のように覆っている三本の血管です。

さらにいうと、脳卒中も脳が悪くて発症するのではありません。**脳に張り巡らされた動脈が、詰まったり破れたりして発症**します。つまり、どちらも血管の病気といえるのです。

脳卒中や心筋梗塞の原因となる動脈硬化は、その発症する一〇年以上前から、動脈硬化として密かに始まっています。少しでも早い時期から生活習慣病を予防し、禁煙や規則正しい生活をしていくことが重要です。

心臓と血液の流れ

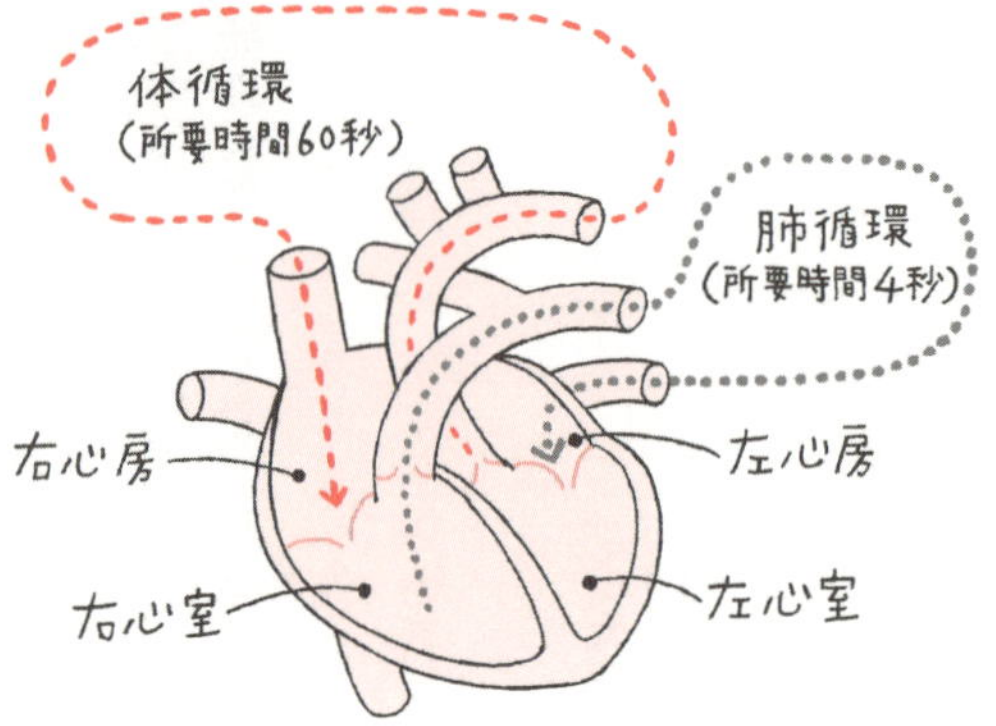

CASE 18

心臓がドキドキする・「動悸」や「息切れ」がして苦しい

まず脈拍数を数えてみよう

運動したときや精神的な緊張、興奮によって動悸《どうき》がしたり、脈が速くなったりするのは生理的なものなので心配はいりません。

動悸を感じたら、まず落ち着くこと。かといって、深呼吸はしてはいけません。よけいに心臓がドキドキして息苦しくなったり、呼吸のし過ぎで手足にけいれんが起きたりするからです。そんなときは冷たいお水を飲むと効果があります。

落ち着いたら少し動いてみて、それで平気ならば問題はないでしょう。

心臓は筋肉でできた臓器で、かすかな電気が流れ、その刺激で動いています。一日に約一〇万回動いている中で、ときどき異常な電気が流れることもあります。

それを「不整脈」といいますが、誰にでもあることなのでことさら神経質になる必要はありません。不整脈は加齢とともに増え、疲労やストレス、睡眠不足などによって起こります。安静時の脈拍数が一分間に一二〇回程度までであれば、動悸以外に目立った症状は起こらないはずです。**脈がたまに飛んだりしても、意識が遠のくなどの症状がなければ、まず大丈夫**です。

危険な不整脈がある場合は要注意

こんな時は病院へ

しかし急に意識がなくなったり、ぼーっとする症状を伴ったりする不整脈は注意が必要です。ポンプとしての心臓の機能を失って、一時的に心臓が止まっている場合があります。また、モールス信号のように脈が乱れて打つ場合は「心房細動《しんぼうさいどう》」が疑われます。この状態が続くと心臓の上方部分に血栓ができやすくなり、心不全を起こしたり、それが脳に流れると脳梗塞を起こす場合があるので、必ず循環器科を受診してください。

心拍数の平均は毎分約七〇回。六〇～一〇〇回の間にあれば正常とされます。心拍数が少ないと、心臓が弱っているのではないかと不安になりますが、日常生活でめまいや失神、息切れなどが生じていなければ、四〇回台でも心配ありません。日頃から心肺を鍛え上げているスポーツ選手は、もっと少ない人もいます。

私はこれまで、心臓をうまく休ませ、血管をしなやかに保つために「心臓をムダ使いしない」方法をみなさんにすすめてきました。日本人に多いがんばり屋さんタイプやがまん強いタイプの人の行動パターンが、心臓にも負担をかけていることは明らか。

少しでも長く心臓を使いたければ、心臓の使い方を考えて疲労やストレスを減らし、無意味な局面で心拍数や血圧を上げないことが大切なのです。

COLUMN 7

体のあちこちで起こる「血管事故」

＊脳の血管事故は後遺症を残す

私たちの体には、網の目のように血管が巡っていて、六〇兆個もの細胞からなるさまざまな臓器の血液の循環を担っています。血管には「動脈」「静脈」「毛細血管」があり、つなぎあわせると九～一〇万キロ。地球を約二周半する長さになり、大動脈の直径は三～四センチで、ゴムのような弾力があります。

心臓から出た血液は、まず大動脈に流れ込み、心臓を取り巻く冠動脈に分岐します。そのあと大動脈は上行し、間もなく胸の上のほうでUターンして下行します。Uターンする部分では、腕と頭頸部へ向かう動脈に分岐します。また胸部から腹部にかけては、内臓への動脈の枝を出しながら下行します。

このように、心臓から出た動脈は全身の部位につながっており、動脈硬化が進行すれば血管の「事故」を引き起こすことになります。例えば、脳の血管で起これば「脳梗塞」「脳出血」「くも膜下出血」などに。腎動脈で起これば「腎硬化症」「腎不全」などを発症することになるのです。

血管事故は動脈だけでなく、静脈にも起こります。よく知られている「エコノミークラス症候群（肺梗塞）」もその一つ。下肢の静脈血栓がはがれて血流に乗り、肺動脈に達すると血栓が詰まり、呼吸困難を引き起こすというものです。

そうなってからでは遅い。とりわけ、脳梗塞、脳出血、くも膜下出血に代表される「脳卒中《のうそっちゅう》（脳血管障害）」は、その九割が救命されるものの、多くの場合に後遺症が残ります。障害のレベル差こそあれ、体が思うように動かせず、言語障害などが残ると、一番つらいのは本人です。いくら医学が進歩したとはいえ、完全に元の体に戻すのは現在の医学では難しいといわざるをえません。

怖い病気を引き起こす前に血管を老化させないよう、自分自身で予防することが何より重要だと、ここで改めて強調しておきたいと思います。

体のさまざまな部位で起こる血管事故

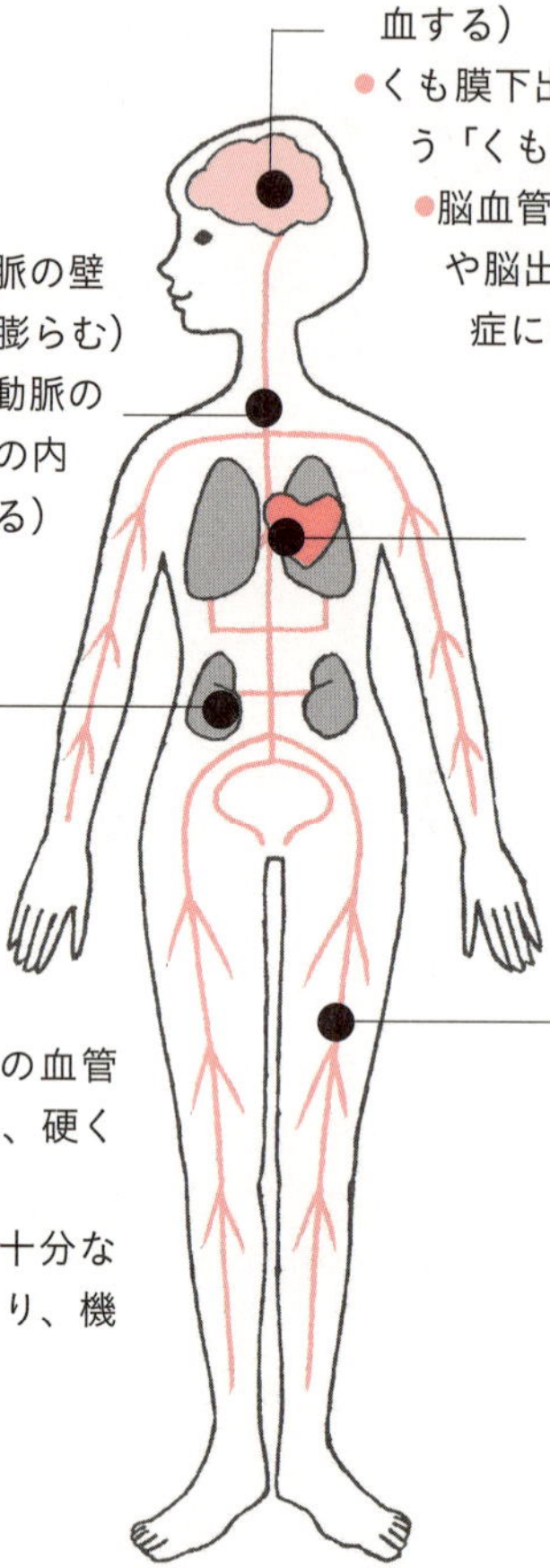

脳動脈で起こるおもな血管事故

- 脳梗塞（脳の血管が詰まる）
- 脳出血（脳の血管が破れて出血する）
- くも膜下出血（脳の表面を覆う「くも膜」の下が出血）
- 脳血管性認知症（脳梗塞や脳出血の後遺症で認知症になる）

大動脈で起こるおもな血管事故

- 大動脈瘤（大動脈の壁がもろくなって膨らむ）
- 大動脈解離（大動脈の壁が裂け、血管の内膜に亀裂ができる）

冠動脈で起こるおもな血管事故

- 心筋梗塞（心臓の血管が詰まって起こる）
- 狭心症（心臓の血管が狭くなって起こる）

腎動脈で起こるおもな血管事故

- 腎硬化症（腎臓の血管に動脈硬化が生じ、硬く萎縮する）
- 腎不全（腎臓に十分な血液が送れなくなり、機能が低下する）

末梢動脈で起こるおもな血管事故

- 閉塞性動脈硬化症（下肢の動脈の血流が悪くなる）

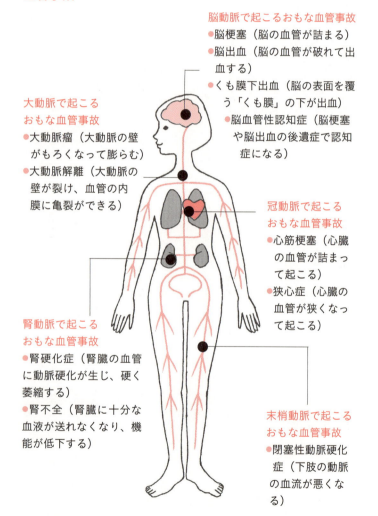

ドクター池谷の「プラスα」アドバイス

＊ブルーチーズで血管力UP！

私の血管年齢は、現在三四歳。実年齢より二〇歳近く若いので、みなさんからよくその秘訣を聞かれたりします。その一つをご紹介しましょう。

適度な運動と健康的な食生活を心がけていることはもちろんですが、血管の若返りに効果のあるブルーチーズを食べていることが大きいかもしれません。

ブルーチーズには、血圧降下作用や血管機能改善作用のある成分「ＬＴＰ（ラクトトリペプチド）」が多く含まれ、ＮＯの産生も促進します。

ブルーチーズはちょっと苦手という方は、普通のチーズや発酵食品でもＯＫ。血圧を下げる薬と同様の効果も期待できますよ。

とりあえず、油のとり方を中心に、健康的な食生活に変えることを約束してもらい、血中の脂質データにも異常があったので、「EPA」を含有した薬を処方しました。たしかに彼女の皮膚の異常の原因は不明です。しかし、体調をよくするためのひとつの方向性が見えたことで、診療を終えたときには、イキイキと元気そうで、診察に来たときの暗さを感じさせません。今後、食生活の改善が何らかの効果を現わすことを願います。

医者にできることは限られていますが、私のポリシーは、絶対にこの人を治してあげようと強い意思をもって、あらゆる方法を考えることです。

医学的な治療だけでなく、病気にならないための食生活や日常生活の指導も、医師としての務めだと考えています。

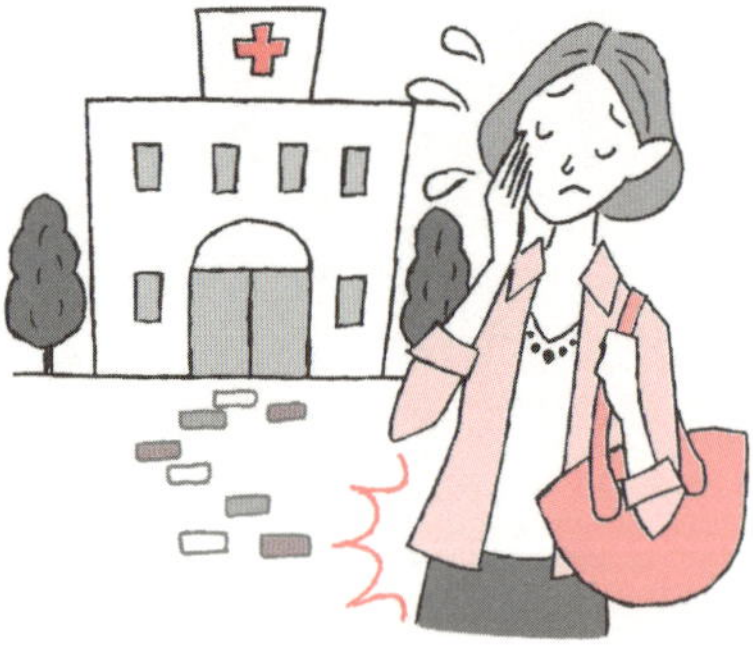

＊原因不明の皮膚疾患は、「油が原因」かもしれない

桜井愛美さん（仮名・27歳）は、「皮膚がまだらに赤くなってしまって、何をしても治らない」ということで相談に見えました。

池谷医院は内科ですが、こういう患者さんもときたま来られます。愛美さんは地方在住の方ですが、私が出演したテレビ番組内で「血管のトラブルが皮膚の異常として現われることがある」と言ったのを見て、わらをもすがる思いで来られたのでしょう。とくに若い女性にとって、皮膚のトラブルは深刻な悩みです。

愛美さんは皮膚科をはじめ、大学病院でいろいろ検査をしてもらったそうですが、皮膚の異常は、血管に生じた炎症によるものだけれど、そのはっきりとした原因がわからないという状況でした。

膠原病（こうげんびょう）でもそういった症状が出るということもあるので調べてみたけれど、膠原病でもなかったといいます。炎症を抑えるためにしばらくステロイド剤を使ったがよくならないと、八方ふさがりだったようです。

私はいつものように、まず日常生活の様子を詳しく聞きました。そこでわかったのは、外食が多く揚げ物のおかずに偏りがちだということ。その上、スナック菓子が大好きだという「油漬けの食生活」でした。

愛美さんはアメリカにも長く留学していたため、そういう食習慣が身についてしまったのかもしれません。

しかも、ほとんど魚は食べないそうなので、体の中で「AA（アラキドン酸）」が優位になっていることは確実です。「AA」は、炎症やアレルギー症状を起こしやすくする物質なので、油のとり方に問題があると思われました。

そのままの食生活を続けていれば、いずれは動脈硬化などが進行してほかの病気を引き起こす可能性もあります。愛美さんに食事の指導もしたところ、自分の病気と食生活とを関連づけて考えていなかったせいか、目からウロコ状態だったようです。

第4章

原因がよくわからない
体の不調と、サヨナラするための
知恵と対策

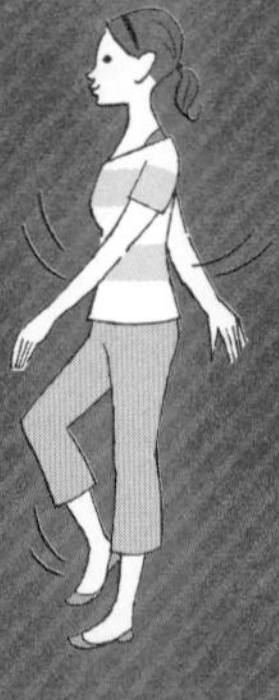

対策1 「未病」の段階で、大きな病気をシャットアウトする

「未病」ってどんな状態を指すの？

第三章までは症状ごとの改善法を説明してきましたが、この第四章では、全体的にどことなく不調で原因がよくわからないというケースを中心に、その改善策をお話ししていきましょう。

例えば、疲れがとれない、体がすっきりしない、頭がボーッとする、体がだるくて何もしたくない、昔のように元気が出ない……。そういう状態が続くと、「年のせいかな」「体力が落ちて疲れやすくなっているのかな」などと考えがちです。

しかし、それこそが東洋医学でいうところの「未病」の状態といえます。本書の冒頭

にも書きましたが、**未病とは、「病気ではないけれど健康でもない状態」、そして「病気に向かっている状態」のこと**です。

「未病」の概念はいろいろあるのですが、大きく分けると二つの考え方があります。

一つは、**自覚症状はないのに、病気が進行している状態**のこと。「動脈硬化」はその最たるものです。症状がないうちにどんどん悪化していって、気づいたときには大変な事態になっているため、血管は「ものをいわぬ臓器」といわれています。ただし、症状はなくても定期的に健診などで検査を受けていれば、異常がわかるので、医学的な対処は可能です。

もう一つは、**症状があるのに、検査データに異常が認められない**という場合。先に述べた通り、どことなく体がだるい、疲れやすくなった、ぐっすり眠れない、手足が冷えるなど、体に不調はあるものの、特定の病気とはいいがたい。そのため確実な治療法もないというケースです。

これを西洋医学では「不定愁訴」といい、患者さんが不調を訴えても検査上に異常が認められなければ、はっきりとした原因がわからないため、多くの場合は精神的な問題ととらえられます。症状を一時的に緩和するための薬は処方できますが、根本的に治す対処法とはいえません。

よって、症状がなかなか改善せず、患者さんの中には新たな治療法を求めてあちこちの病院を渡り歩くドクターショッピングをする人も出てきます。

私はそういう患者さんの不調を何とかしたいという思いと、西洋医学でできる限界もわかってきたことから、西洋医学と並行して東洋医学も取り入れるようになりました。**病気の一歩手前にある「未病」段階で予防する東洋医学の考え方と、西洋医学の最新のエビデンス（科学的根拠）による治療法を取り入れ、「古くて新しい予防医学」と呼んで実践**しています。

「未病」の患者さんに、食事や運動、睡眠など、日常生活でできる健康法を指導し、実行してもらうと、かなりよくなることもわかってきました。例えば、なぜそういう症状が出てくるのか、体の仕組みから説明し、こういう体操でここの筋肉を鍛えてとか、食生活や日常の暮らし方のアドバイスまでさせていただきます。**患者さんが疑問に思っていることにはすべて、解決してから帰ってもらうのが私の信条。それが池谷医院のやり方です。**

正直いって、私も若い頃は「予防医学」にはあまり関心がありませんでした。しかし徐々に、**応急処置とその後の治療だけでは限度がある**と思うようになったのです。

例えば、救急外来で一生懸命詰まった血管を広げるなどして救命した同じ患者さんが、また救急車で運ばれてきて、タバコをやめていなかったと知ってガックリしたこともあります。そんなとき、どんなにいい治療法ができても病気の原因をなくす医療の充実を図らなければ、患者数を減らすことはできないと痛感しました。

救命治療はもちろん大事ですが、長いスタンスで見た場合、**病気にならないような指導をしたほうが人命救助に貢献できると考えるようになり、「予防医学」の重要性を認識**したわけです。

「血管力」を上げると、「未病」も解消される

「未病」に大きくかかわってくるのが、血管や血液です。

生命活動を維持するために必要な栄養や酸素、水はすべて、血管を流れる血液とともに全身の細胞に運ばれます。さらに、細胞で生じた老廃物や体に有害なものは、血液とともに回収されて代謝されたり、体外に排泄されたりしています。

それがなんらかの理由で血液の流れが滞ってしまうと、酸素や栄養の補給や老廃物の排泄がスムーズにできなくなり、疲れやすさやだるさ、肩こり、冷えといった「未病」に悩まされることになるのです。つまり**「未病」のある人は、多かれ少なかれ「血管力」が低下している**といえます。

実際、私のクリニックで血管力を上げた患者さんのほとんどが、体調の改善を実感しています。「肌の調子がよくなった」「朝、すっきりと目覚められるようになった」「だるさや腰痛がなくなった」などなど、患者さんの生の声が何よりの証拠です。

人は誰でも、いつまでも元気でいたいと思います。日本人の「平均寿命」は伸び続けていますが、「健康寿命」の平均から見ると、人生最後の約一〇年間は介護や寝たきりになる可能性が大。健康寿命とは、日常的に介護を必要としないで、自立した生活ができる生存期間のことです。

日本人の女性の場合、平均寿命が約八七歳なのに対して、健康寿命は約七四歳。たとえ長生きをしても、**亡くなる前の約一三年間は病気や認知症などで普通に生活できない**ことになります。**いくら長生きしても、健康でなければイキイキと楽しく暮らす日々にはなりません。**

国が進める「二一世紀における国民健康づく

平均寿命と健康寿命の差

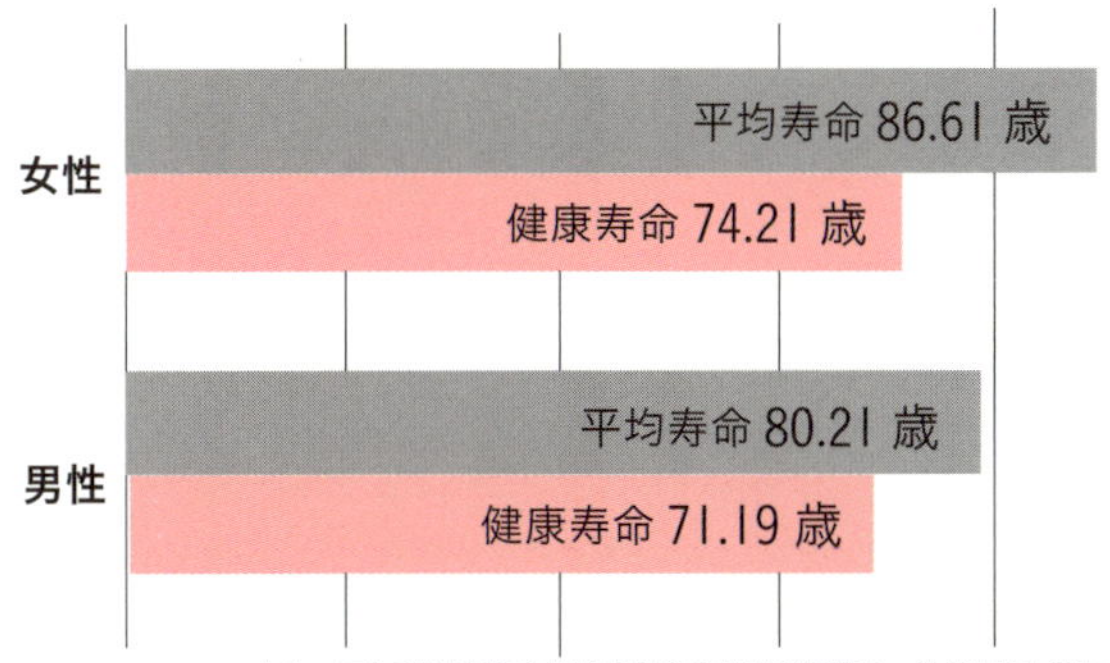

出典：厚生科学審議会地域保健健康増進栄養部会・次期国民 健康づくり運動プラン策定専門委員会 「健康日本21（第２次）の推進関する資料より

り運動（健康日本21）」では、**健康長寿のカギとして「血管年齢」「骨年齢」「腸年齢」の三つ**が挙げられています。「血管年齢」が重視されているのは、寝たきりの大きな原因となる認知症と脳卒中が大きく関係しているためです。骨折やがん、感染症も寝たきりになるリスクが高いので、「骨年齢」「腸年齢」を上げることの大切さはいうまでもありません。

健康寿命をできるだけ長くするためには、「血管年齢」「骨年齢」「腸年齢」をアップすること。

そして**いまから生活習慣を見直して「未病」対策をとることが、もっとも重要**だと私は考えます。

対策2 「東洋医学」の対処法を取り入れる

西洋医学のスキマをうめる東洋医学

私は最新の医療情報にもくまなく目を通し、**患者さんが訴えるどんな病気でも対応できるように日々勉強**しています。しかし先に述べた通り、西洋医学でできる治療の限界もわかってきました。それは、外来でさまざまな患者さんと接してきたからこそ得た実感です。

西洋医学は科学的なデータ重視、エビデンス重視の世界です。極端な話、悪い言い方をすれば、医学的に対処できないことは、聞かなかったことにするのが西洋医学のスタイル。**検査しても「病気」とは認められない場合はお手上げで、老化やストレスのせい**

にしたりします。それでも「つらい」という患者さんは、心療内科や精神科にまわすことも少なくありません。私も医者になりたての若い頃はそうでした。

しかし、患者さんの訴えを大事に拾って対処していくのが東洋医学における「未病」の考え方です。東洋医学では、経験に基づいた臨床例を重視します。そこには、データより先に医者と患者さんの会話がある。データでは明らかに出なかった不調そのものを、無視せずに重く見るのです。

もちろん、西洋医学の立場でも問診や病気の検査をきっちりとやることが大前提です。その上で**「よくわからない不調」や「なんとなく不調」の症状があり、「未病」の状態と考えられるときは東洋医学の対処法が役に立ちます。**

体の悪い部分に薬や手術でアプローチする西洋医学に対し、東洋医学は自分の体がもつ力を高めて体全体にアプローチするやり方です。つまり、食や運動、生薬の漢方薬、ツボ押し、ハリ治療などで、体質改善をしながら病気にならない体づくりをしていくのです。そして体の免疫力や自然治癒力に働きかけていきます。

東洋医学の考え方

ここで少し、東洋医学の根底にある基本的な考え方についてご説明しましょう。

みなさんも「陰陽《いんよう》五行《ごぎょう》説」や「五臓六腑《ごぞうろっぷ》」、「気《き》・血《けつ》・津液《しんえき》」という言葉はどこかで聞いたことがあると思います。

私たちの体の仕組みも含めて、この世界にあるものはすべて、陰と陽、相反するものが表裏一体であるとするのが「陰陽」の考え方です。**お腹が痛いときは、背中も関係しているとか、体の表面に出る症状は体の内側に問題があるとか考えたりします。**

「五臓」は「肝《かん》・心《しん》・脾《ひ》・肺《はい》・腎《じん》」、「六腑」は「胆《たん》・小腸・大腸・胃・膀胱・三焦《さんしょう》」を指しますが、特定の臓器を指すものではありません。例えば、「肝」は肝臓のことではなく、その働きに関係する機能のこと。**五臓六腑がバランスよく働いていれば健康で、どれか一つでも働きが鈍ると体のバランスが崩れて病気になる**とされています。

五臓の働き

一つの機能が強かったり、また弱くなりすぎたりしないように、互いの機能を促進・抑制しています。この相生・相克関係によって、全身のバランスが保たれています。

- 心臓、血管循環器系の機能をつかさどる
- 大脳、精神、意識、心に関係
- 睡眠、覚醒のリズムをコントロール

- 胃腸、消化器系の機能をつかさどる
- 筋血管を保護して、血液の流れをコントロール
- 口、味覚、食欲に関係

- 肝臓、神経系の機能をつかさどる
- 血液量の調節機能
- 目、筋腱、爪などを養う
- 情緒、自律神経に関与

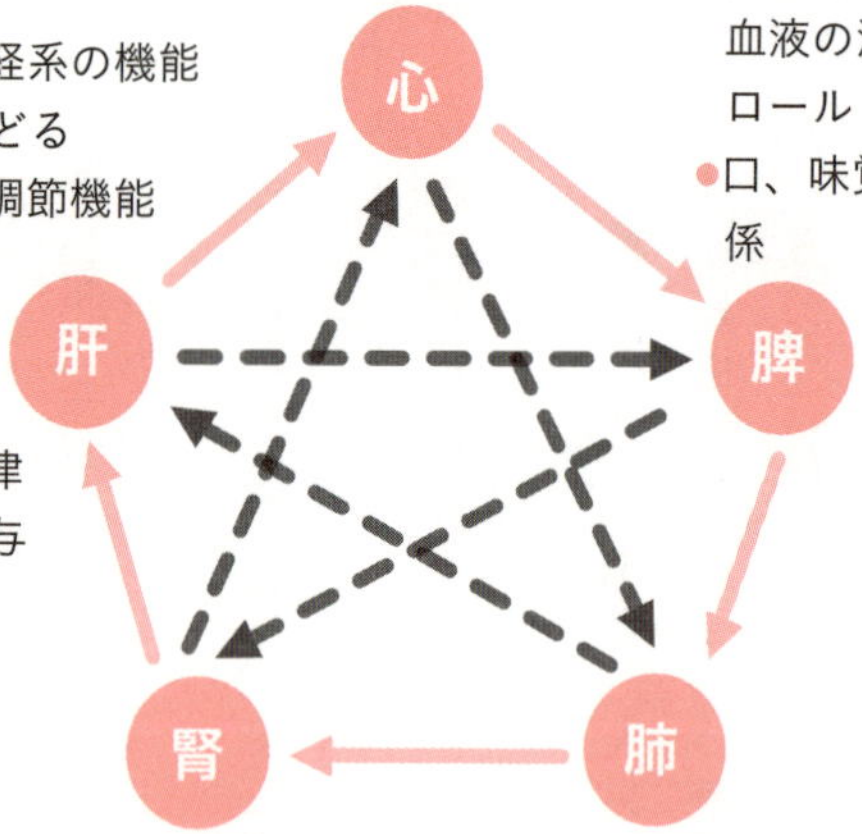

- 腎臓、泌尿器、内分泌系の機能をつかさどる
- 生命力を蓄え、体内の水分を管理
- 生殖機能、成長、発育に関係

- 肺、鼻、のど、呼吸器系の機能をつかさどる
- 体温調節、体液の代謝
- 免疫機能、皮膚の働きに関係

相生（援助する関係）
相克（制御する関係）

「気《き》・血《けつ》・津液《しんえき》」は、私たちの体を流れている成分を指し、この三つのバランスがとれている状態を健康としています。

「気」は、人の生命活動を維持するためのエネルギーと考えます。「元気」「やる気」「英気」、そして「病は気から」という言葉にも「気」が使われているように、目に見えない「活動源のエネルギー」といってもいいでしょう。

「血」は、血液だけでなく、体に栄養を与える物質として広い定義でとらえられています。血の足りている人は皮膚、臓腑、筋肉などの働きもスムーズ。さらに精神活動も支える物質としても位置づけられているのが、東洋医学の考え方です。

「津液」は、リンパ液、胃液、唾液、涙など血液以外の体内すべての水分と、その働きを指します。この水分によって人の体の潤いが保たれていると考えます。

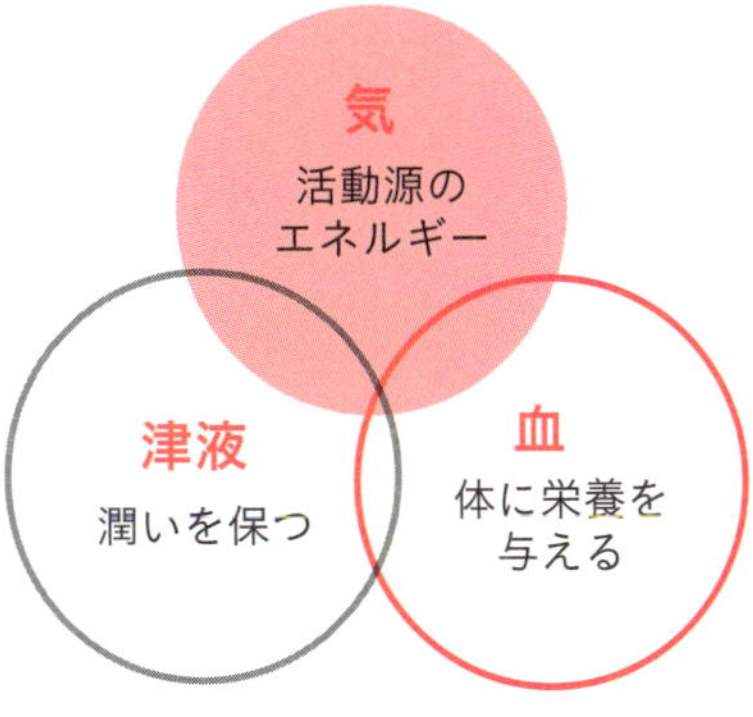

漢方薬は体質によって処方が異なる

私は患者さんの処方箋に、かなり漢方薬を使うほうです。例えば風邪の場合、西洋医学の薬は症状を緩和する効果はあっても、逆にウイルスと闘う免疫力が落ちて自己回復力を弱めることにもなりかねません。そういう解決策の一つとして、東洋医学的な概念や漢方薬を使うという手法をもたざるをえなかったのです。

また**「なんとなく不調」のときは「気」が足りなくなっている状態**とも考えられるので、その場合は「気」を補う生薬を用います。夏バテや病み上がりで体力が落ちているときは「補中益気湯《ほちゅうえっきとう》」、疲れやすく胃腸の働きが悪く、食欲不振や貧血による手足の冷えがあるときは「六君子湯《りっくんしとう》」などを処方したりします。

ただし、**漢方薬は体質によって効く人と効かない人がいます。**

東洋医学では、病気と体の関係を「実証《じっしょう》（陽）」と「虚証《きょしょう》（陰）」というタイプ別で判断する方法をとります。

「実証」は、体質強壮な人。

「虚証」は、体質虚弱な人。

詳しくはそこに「気・血・津液」のどれかが不足している状態か、あるいは滞っている状態かを見極めながら処方していくのですが、漢方薬を選ぶ際にはこの証がとても参考になるのです。例えば、風邪の引き始めに効く「葛根湯」は、若い人や普段は元気で体力のある「実証」タイプには向いていますが、体力がなく虚弱体質気味の「虚証」タイプには合いません。

漢方薬は市販されているので簡単に購入できますが、体質や使うタイミングによって効果が違ってくるので、漢方薬を処方してくれる医師や専門の漢方医に相談してから使ったほうがいいでしょう。近頃は漢方薬を処方してくれる病院も多くなり、病院は健康保険が使えるので自己負担額が少なくてすみます。

そのほか、体の不調を軽減する「ツボ押し」も、やってみる価値があります。ツボの場所は本やインターネットで調べられますので、「痛・気持ちいい」ところを探してみてください。**ツボ押しには、血流をよくしたり、痛みを軽減したりする効果があります。**

症状	あなたの体質
●喉が乾く ●寝汗をかく ●顔や手足の裏がほてる ●眠りが浅い	体の潤いが不足している **「陰虚（いんきょ）」** タイプ 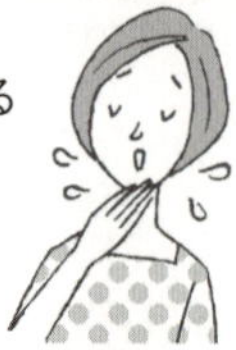
●寒がり ●手足が夏でも冷たい ●オリモノが多い ●トイレが近い	冷えがある **「陽虚（ようきょ）」** タイプ 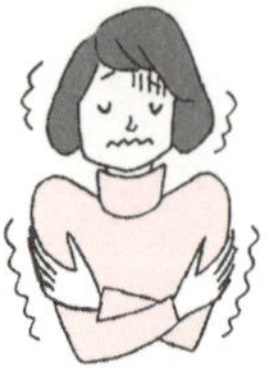
●疲労感や倦怠感がある ●不妊・精力減退 ●思考力の低下 ●抜け毛・白髪が多い	腎の働きが弱い **「腎虚（じんきょ）」** タイプ 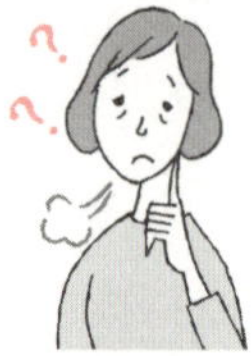
●肥満気味 ●吹き出物ができやすい ●体が重くだるい ●口がねばる ●むくみやすい	余分な水分がたまっている **「痰湿（たんしつ）」** タイプ 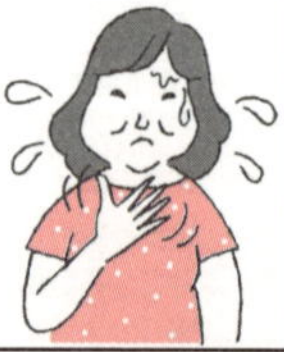

＊一人の人が複数のタイプをあわせ持つことも多い。

自分の体質を知ろう

症状	あなたの体質
●顔色が悪い ●肌や髪のトラブルが多い ●貧血・立ちくらみがある	血が不足しがちな **「虚血（きょけつ）」** タイプ 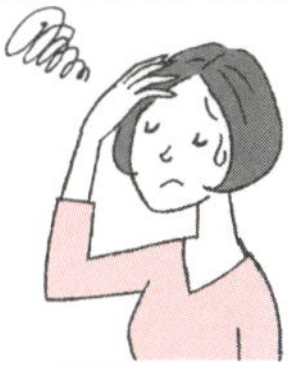
●疲れやすく、元気がない ●風邪を引きやすい ●食が細い ●体がだるい	エネルギーが不足している **「気虚（ききょ）」** タイプ 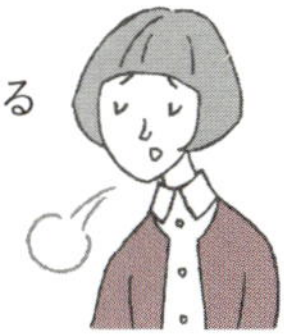
●暑がり、汗かき ●顔の紅潮 ●便秘・尿の色が濃い ●喉が乾く	熱がこもっている **「実熱（じつねつ）」** タイプ 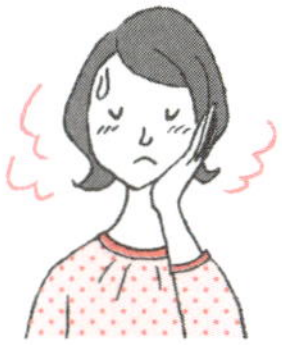
●肩こりや頭痛がある ●肌がくすむ ●傷あとが残りやすい ●生理痛がひどい	血のめぐりが悪い **「瘀血（おけつ）」** タイプ 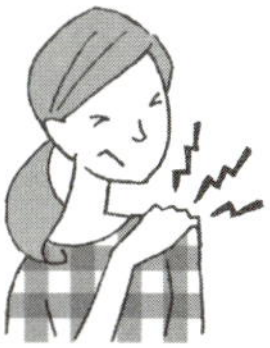
●情緒不安定 ●イライラする ●寝付きが悪い ●胃腸の具合が一定しない	気のめぐりが悪い **「気滞（きたい）」** タイプ 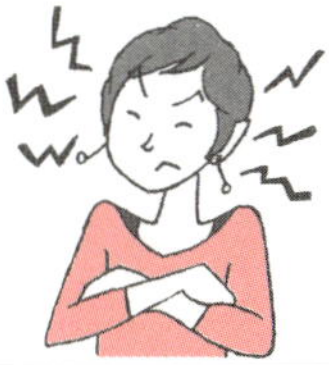

対策 3

なんでも「更年期」のせいにしない

その更年期症状、ほかの病気の可能性も

女性ホルモンの「エストロゲン」は血管の「守り神」でもあり、さまざまな病気から体を守る働きがあります。そのため、更年期以降にエストロゲンが激減したとたん、体のあちこちに不調が生じてくるのです。

こんな時は病院へ

しかし、なんでも更年期のせいにしてそのまま放っておくのは危険です。更年期障害とは、ほかの病気がすべて否定されて初めていえること。まずはしっかりと検査をしてもらうことが大切です。

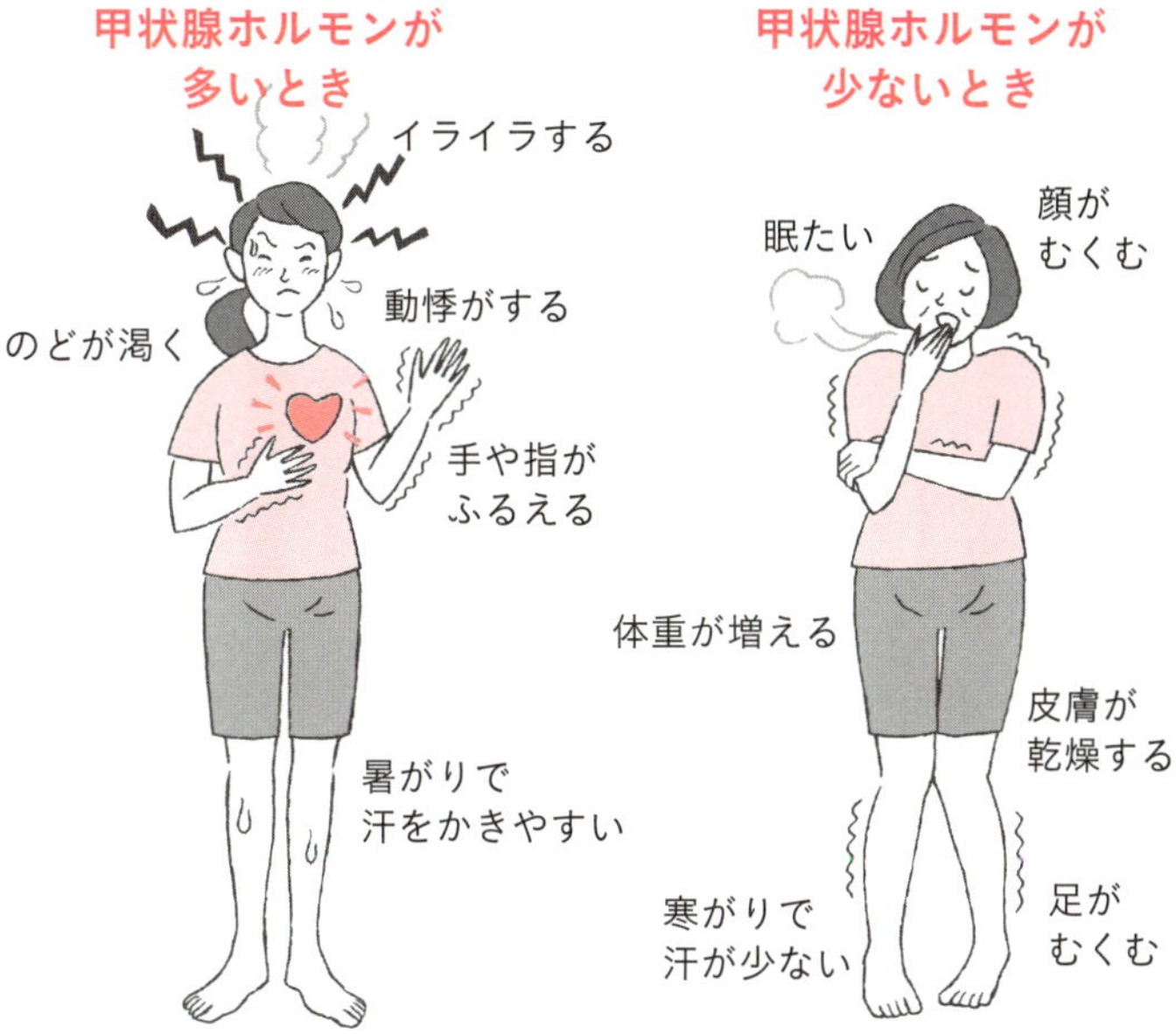

例を挙げると、狭心症の初期症状も胸の圧迫感や動悸、息切れなど更年期障害と似たような症状が出ます。

また、汗をたくさんかく、寒がりになった、イライラする、疲れやすいといった兆候は、更年期特有の症状とされていますが、もしかしたら女性に多い「甲状腺疾患」かもしれません。甲状腺は喉仏《のどぼとけ》のすぐ下にあり、甲状腺ホルモンのバランスが崩れると体にさまざまな不調をきたします。甲状腺ホルモンが多過ぎると「バセドウ氏病」などに、少な過ぎると「橋本病」などを引き起こします。更年期だと思って見逃す場合もあるので、婦人科や内科で検査してもらいましょう。

もう一つ、更年期とよく間違えやすいのは、関節の痛みです。関節や周囲の骨、筋肉が痛むのは、年のせいと思って、サプリメントなどを飲んでいる方も多いのではないでしょうか。

しかし、病院で検査したら「リウマチ」だったということもありえます。リウマチは膠原病のひとつであり、圧倒的に中高年の女性に多い病気で、免疫の異常が原因です。自分の細胞を誤って異物と判断し、排除しようすることから痛みや腫れを引き起こします。そのターゲットになるのが、おもに関節です。いまはとても有効な治療法もあるので、一度、膠原病を専門とする内科で診てもらったほうが安心できるでしょう。

更年期の症状は、重い人と軽くてすむ人とさまざまですが、重い人は婦人科でホルモン療法や漢方薬による治療法を相談してみてください。

ホルモンバランスの乱れがきっかけになり、高血圧、脂質異常症（高脂血症）、糖尿病などが悪化し、動脈硬化が進行するリスクも高いので、更年期以降は定期的に健診を受けることをおすすめします。

更年期を乗り切るために

普段の生活では、**ビタミン・ミネラルなどバランスのとれた食事を心がけましょう。**とくに「亜鉛」はホルモンバランスを整える働きがあります。亜鉛を多く含む食品は、カキ、うなぎ、チーズ、レバー、豆類などです。

みなさんがよくご存知の「大豆イソフラボン」も、女性ホルモンと同じような働きをするといわれています。しかし残念なことに、全員に効くかといわれたら否です。大豆イソフラボンは、体内で「エクオール」という物質に変わって初めてエストロゲンと同じ働きをします。ただしエクオールを作り出すための分解酵素をもっている人は、二人に一人。代謝されない人は、いくら食べても効果はありません。

その分解酵素をもっているかどうかは、病院などで診断できます。分解酵素をもっていない人は、エクオールのサプリメントも出ているので、医師に相談してみてください。

また**更年期を乗り切るために、運動はとても効果的**です。体の症状の改善だけでなく、心理面での効果も大きく、抑うつ気分や不安、イライラの解消にも役立ちます。

更年期障害を訴える人は、どちらかというと生真面目で、がんばりすぎてしまうタイプが多いので、気を楽にして「ほどほどの生き方」に切り替えてみてはいかがでしょう。そういうタイプの方は、動脈硬化や心疾患なども招きやすいというデータがあります。それについては、あとで詳しく述べます。

対策4 「ストレス」を速攻で吹き飛ばす

ストレス発散には、大声で号泣するのが一番

ここまで本書を読まれておわかりのように、**病気を引き起こす原因のほとんどに「ストレス」が関係**しています。ストレスと一概にいっても、オーバーワークからくるストレス、精神的な悩みによるストレス、あるいは睡眠不足からきているストレスといったように多種多様です。

それらが自律神経を乱し、ホルモンバランスを崩して、血管や内臓への負担、お肌のトラブルほか、あらゆる病気につながってきます。血管への影響についていうと、ストレスは赤血球を増加させ、血小板を活性化させて血を固まりやすくするので、血栓ができやすく、動脈硬化の進行に拍車がかかります。そこへさらに強いストレスが加わる

と、脳卒中や心筋梗塞の引き金になるのです。
しかし現代社会に生きる私たちにとって、ストレスのない生活を送るのはほとんど無理です。そこで「ストレスを上手に解消しましょう」とか、「ストレスとうまく折り合いをつけましょう」とか、ありきたりのことをいわれても、簡単にできるものではありません。

よく趣味の世界で楽しむとストレス発散になるといわれていますが、それはそれで意外と疲れがたまるような気がします。パッチワーク、パズル、絵画、読書などに一生懸命入れ込むと、そのときは精神的な解放感があってストレスを忘れさせるかもしれませんが、無理な姿勢から体にコリが生じたり、目が疲れたり、逆に体のほうに無理がかかってしまうような発散法だと思います。

私が**おすすめするのは、大声で叫ぶこと**です。ちょっと古い話ですが、昔、森田健作さんが出演していた青春ドラマのように、砂浜で海に向かって思いっきり叫ぶとか、泣くとか、それが人間本来の一番素直な発散法だと思います。別に海辺じゃなくても、誰にも気兼ねなく大声を出せる場所ならどこでもかまいません。

人間は泣くと、どこか心がすっきりするものです。

みなさんも悲しい映画を見たりすると涙が出てくると思います。この場合は自分自身のことで泣いているわけではないのですが、それでも、シクシクと泣いたあとは心がスッキリしていることに気づくはずです。

ただし、自分のことで泣くなら号泣に限ります。がまんせずに、わーんわーんと号泣すると、ストレスが発散され、気分転換にもなるのです。

もう一つ、**スッキリ効果があるのは、ほどよい運動**です。あまり肉体が疲れない程度に運動すると、安眠にもつながります。睡眠は疲労した心身を休め、回復させるので、一石二鳥です。

ストレスを発散するときのポイントは、頭を使わずに体を使うことです。無心になっ

て踊る、走る、歌う、泣き叫ぶなど、何も考えずに肉体を動かすと、内部にたまった澱《おり》が出ていく感じがします。いわゆるデトックスですね。ぜひお試しください。

そのストレスは「夫源病《ふげんびょう》」？

「主婦のストレスの原因は夫」。そう分析し、「夫源病」と名付けたのは、医師の石蔵文信先生です。

その先生によると、定年退職した夫がずっと家にいるようになると、妻のストレスが増し、体調不良になったり、うつ病の原因になることもあるそうです。夫に一日中拘束されるような息苦しさを感じてしまうのかもしれませんね。これを「夫源病」と呼び、**夫が原因でイライラすると、更年期障害を悪化させる元にもなる**といいます。

私の外来には、夫へのストレスが原因で血圧が高くなっていると思われる女性が時々やって来られます。そこで、あるテレビ番組で、四〇代後半の奥さまに二四時間血圧計をつけて、いつ血圧が上がるか調べてみたところ……。

まず、朝。ご主人が起きてきたとたんに、奥さまの血圧が上がりました。ご夫婦の関係は悪くなく、普通に「おはよう」と挨拶しているのですが、彼女の血圧は一気に上昇。次に血圧が上がったのは、食事中にご主人が新聞を広げたときでした。奥さまは表情一つ変えていないのですが、たぶん内心では「早く食べてよ」と思ったのかもしれません。そして、ご主人が奥さまの家事のやり方にケチをつけたら、血圧はものすごい数値に！ 日中はさほど変化がなく、夜ご主人が帰宅したとたん、また血圧が上がりました。**血圧は正直な心の内を表わしたもの**だったのでしょう。

私はこのように夫が原因となる高血圧を「夫源高血圧」と呼んでいます。

私の患者さんたちを見ていると、ご主人には文句をいわず、がまんしている方のほうがストレスをためやすい傾向にあると感じます。自分ではストレスがかかっているとは気づいていませんが、黙々とがんばってしまう。イラ立つことがあったら、嫌だとか、腹が立つとか、**自分の意思表示をしたほうが体への悪影響も少ない**はずです。

とはいえ、それによって夫婦関係が壊れ、さらなるストレスが増えないようにご注意ください。

相手があって、その人にストレスを感じるようなら、相手を変えようと思わないことがストレスをためないコツです。「どうしてできないの？」と思うとストレスがたまりますが、「どうすれば相手がわかってくれるかな」と、自分のやり方を考えるほうが気持ち的にラク。**相手を変えることに固執せず、自分の考え方を変える**やり方にシフトしていくと、ストレスも軽減されるはずです。

COLUMN 8

あきらめずに磨けば、必ず若返る！

＊きれいのキープは心のゆとりにつながる

わが家は夫婦ともに医者で、妻も池谷医院でおもに小児の患者さんを診ています。共働きなので、私もできるだけ家事の協力はしているつもりでいますが、子育て中はどうしても妻にばかり仕事が集中してしまいました。万事きちんとやりたいタイプの妻は、家に戻ってからもずっと動きっぱなしです。そのうちに、妻の顔にも疲労の色が濃くなり、自分の時間がなくて心に余裕をなくしているようにも見えました。

そこである時、せめてもの罪滅ぼしのつもりで、私は「子どもの面倒は僕がみているから、エステにでも行ってきたら？」とすすめてみました。家事と育児に追われていると、どうしても自分のことは後回しになってしまいます。妻も「このままいけば、オバサンまっしぐら？」という危機感があったはずです。

ときどきエステに通うようになって、妻の表情もイキイキとしてきました。やはり、女性はいつまでもきれいでいたいもの。自分に磨きをかける気持ちを取り戻し、きれいな自分をキープすることで心のゆとりも取り戻したようです。

家事育児をがんばって、いい主婦であることも大切ですが、それでストレスがたまってしまっては本末転倒。じつは、当時の妻は睡眠時間も少なく、疲労がたまっていたせいか、四〇歳前だったのに、血管年齢が六〇代でした。

ところが、ビジュアル的な若さだけでなく、血管年齢を若返らせる努力をしたかいもあって、いまは血管年齢は若くなっています。肌年齢も血管年齢も、あきらめずに磨いていけば、必ず若返ると確信しています。

対策 5 食の「健康情報」に振りまわされない

その「常識」は正しい？

昔どこかで聞いた健康常識をずっと引きずっていませんか。

先に書いた「卵を食べると悪玉コレステロールが増える」という説が、いまでは「関係ない」とされているように、**医学上のガイドラインもどんどん変わってきています。**

また、「健康に効果がある」「健康によくない」と信じられていることも、あいまいであったり、人によりけりだったり、とらえ方が間違っていることもあります。

その例を少しご紹介してみましょう。

「尿酸値が心配だから、プリン体の含有量が多いビールは飲まない」

たしかに、ビールにはプリン体が多く含まれていますが、**食品に含まれているプリン体のほうが想像以上に多い**のです。

ビール三五〇ミリリットル缶に含まれるプリン体の量は一二〜二五ミリグラム。それに対して、レバー類なら一〇〇グラム当たり二一〇〜三二〇ミリグラム。エビ、イワシ、カツオも一〇〇グラム当たり二一〇〜二七〇ミリグラム含まれています。

好きなビールをあきらめるよりも、つまみに気をつけたほうがいいということです。

「甘い飲料でも、カロリーゼロのものなら飲んでも太らない」

これらの飲料の甘みには、人工甘味料が使用されています。ノンカロリーとはいえ、甘みは砂糖の約六〇〇倍。その強い甘みによって脳が刺激され、習慣的により強い甘みを求めるようになってしまうことがあります。事実、**人工甘味料を使った低カロリー飲料を好んで飲んでいる人に肥満が多い**ことがわかっています。

またイギリスの科学雑誌『nature』にて、「人工甘味料が腸内細菌に作用して、代謝異常を起こす」という発表がありました。つまりは血糖値を上昇させる原因になっていたのです。**低カロリー飲料がかえって肥満を促進させたり、糖尿病を悪化させたりする**

ことも覚えておくべきでしょう。

「おこげを食べると、がんになりやすい」

炊き込みご飯やパン、焼き魚などのおこげが発がん物質になるといわれています。

しかし、これは量の問題。**発がんする量の目安は「一日にバケツ何杯分」**です。一般的な食生活において、少しできてしまったおこげを食べるくらいなら問題はありません。いちいちおこげを取り除く必要もないのです。

以前は医療関係機関で作った「がんを防ぐための一二か条」の中に「焦げた部分は避ける」とありましたが、二〇一一年に改定されてその部分は削除されました。

食は楽しむもの。次への活力につなげて

いろいろな健康情報を簡単に入手しやすい現代、あれもダメ、これもダメと神経質になる方がいる一方で、いいといわれたらすぐ飛びつく方も増えています。健康番組で「この食べ物は健康に効果的」と放映されるや否や、その食品がスーパーの棚から消え

たという事態もしばしばありました。

しかし**それだけを食べていたら健康になるとか、これは絶対に食べないほうがいいとか、極端に走り過ぎるのは問題**です。一つの食品しか食べない「〇〇ダイエット」というメソッドも、次々に出てきますが効果のほどは疑問。「炭水化物抜きダイエット」や「糖質制限ダイエット」もしかりです。逆に栄養バランスの乱れで、健康によくない影響が危ぶまれます。

とくに**食生活においては、食事を楽しむことが何よりも大事**です。

お酒も飲み過ぎなければOK。「健康のために、お酒を飲むなら抗酸化作用のあるポリフェノールを多く含む赤ワイン！」とこだわるのではなく、そのときのメニューや気分に応じて飲みたいお酒を大らかな気持ちで楽しんだほうがいいと思います。ポリフェノールなら色とりどりの野菜やフルーツにも含まれていますから。お酒は適量を飲んでいる人のほうが、死亡率が低いというデータもありますしね。

いくら肥満防止のためとはいえ、甘いものを控え過ぎたり、おやつタイムをなくしてしまうのも寂しいものです。私は午後の小休止の時間に、ブラックコーヒーとビターチョコレートをひとかけら食べます。

チョコレートには血管を開いて血圧を下げる効果があり、脳卒中や心臓病のリスクを遠ざける力があります。コーヒーは「体によくない」というイメージもありますが、じつは動脈硬化や血管系の病気の予防効果があるのです。

そういう健康効果はさておき、働き詰めで交感神経が緊張しっぱなしでは、血管にもよくないので、おやつタイムをとって心身をリラックスすることに重きを置いています。一般的に、体によくないと思われがちなお酒や甘いものも、とりすぎなければまったく問題はありません。**思い込みでギチギチに制限するのではなく、上手に取り入れ自分の活力につながるものとしてとらえてみてはいかがでしょうか。**

食生活は健康な体を作るための基本です。あれこれ新しい情報に振りまわされず、バランスのいい食事を楽しくいただくことが大切だと思います。

対策 6 「行動パターン」を変えてみる

自分の性格と行動パターンをチェックしてみましょう

健康と大いに関係するのが、自分の行動パターンです。自分の性格や行動パターンを振り返るために、次ページのチェックリストで、該当するところに○印をつけてください。そして、最後に合計点を出してください。

行動パターンチェック表

チェック項目	いつもそうである	しばしばそうである	そんなことはない	記入欄
1 忙しい生活である	2	1	0	
2 毎日、時間に追われる感じがある	2	1	0	
3 仕事や何かに熱中しやすいほうである	2	1	0	
4 熱中していると、他のことに気持ちが切り替えにくい	2	1	0	
5 やる以上は徹底的にやらないと気がすまない	4	2	0	
6 仕事や行動に自信を持っている	4	2	0	
7 緊張しやすい	2	1	0	
8 イライラしたり怒りやすいほうである	2	1	0	
9 几帳面である	4	2	0	
10 勝ち気なほうである	2	1	0	
11 気性が激しい	2	1	0	
12 他人と競争する気持ちを持ちやすい	2	1	0	
合計				

参考：公益財団法人「日本心臓財団」資料

「タイプA」の人間は心臓病になりやすい？

いかがだったでしょうか。合計点が一七点以上の人は「タイプA」といわれる人です。「A型人間」「A型行動パターン」ともいわれますが、血液型のA型とは違いますので、誤解のないように。

「タイプA」の人の傾向として、性格面は向上心が強く、野心的で負けず嫌い。何事もきちんとやり遂げなければ気が済まない完璧主義者です。競争心が強くがんばりやさんで、不満があるとキレて爆発することもしばしばあります。行動面は機敏でせっかち。食事のスピードが速く、早口で、一度に多くのことをやろうとするなど、いつも時間と仕事に追われているように見えます。

なぜ「タイプA」かどうかをチェックしてもらったかというと、アメリカの心臓専門医による調査結果で、このタイプの人は動脈硬化や心臓病になりやすいといわれているからです。

興奮しやすい人は怒ると一気に血圧が上がり、心拍数も上昇して心臓と脳の血管に過剰な負担がかかってしまいます。責任感が強く、負けず嫌いなことから、体調を気にせずがんばり過ぎてしまい、無意識のうちに身体的、精神的ストレスをため込んでいる可能性もあります。

ストレスが血管を傷つけ、動脈硬化、脳卒中、心筋梗塞につながることは先に書きました。**性格はそうそう変えられるものではありませんが、行動パターンは自分でちょっと気をつける程度のことはできる**と思います。いつものスピードを少し落としてがんばり過ぎる自分にブレーキをかける、肩の力を抜いて一呼吸するなど、意識して心がけてみてはどうでしょう。

ちなみに、「タイプB」とされる人は「タイプA」の逆パターンです。いつもマイペースで、どちらかというと内向的。闘う姿勢は見られず、他人のわがままにも穏やかに対処できる性格とされます。

しかし周囲の都合ばかり聞き入れて、がまんし過ぎた結果、逆にストレスがたまってしまうかもしれません。そうなるとやはり心臓病のリスクを背負うことに。

ということは、**どんなタイプであれ、何事も「ほどほど」にして、自分に無理のかからない行動パターンに変えていくのが健康にもいい**といえそうです。

「タイプA」の人の行動パターン

食事のスピードが人より速い

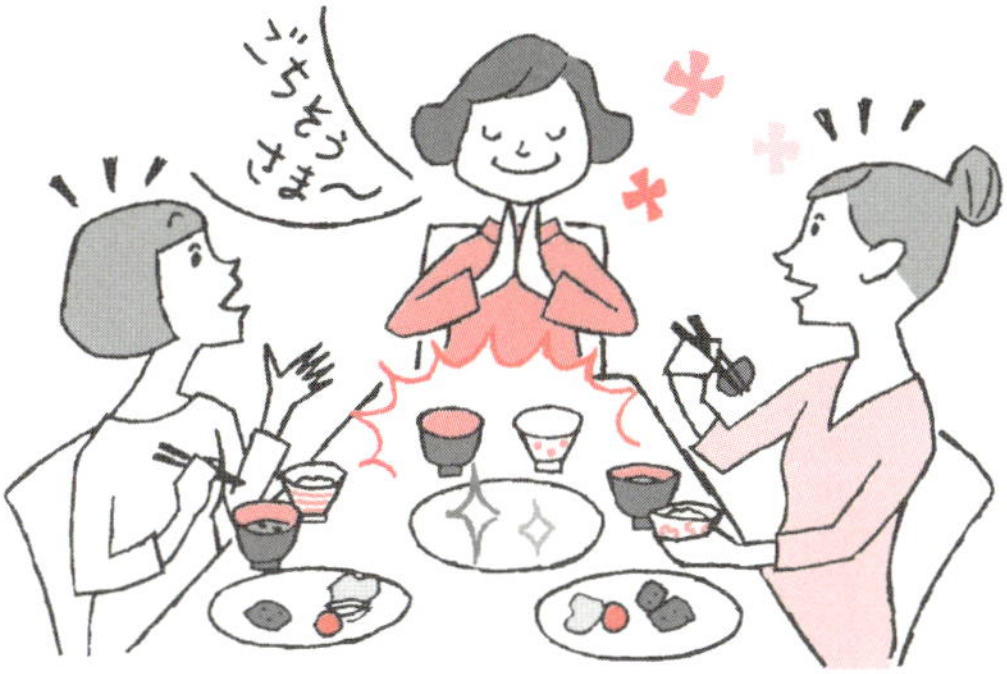

早口でしゃべる

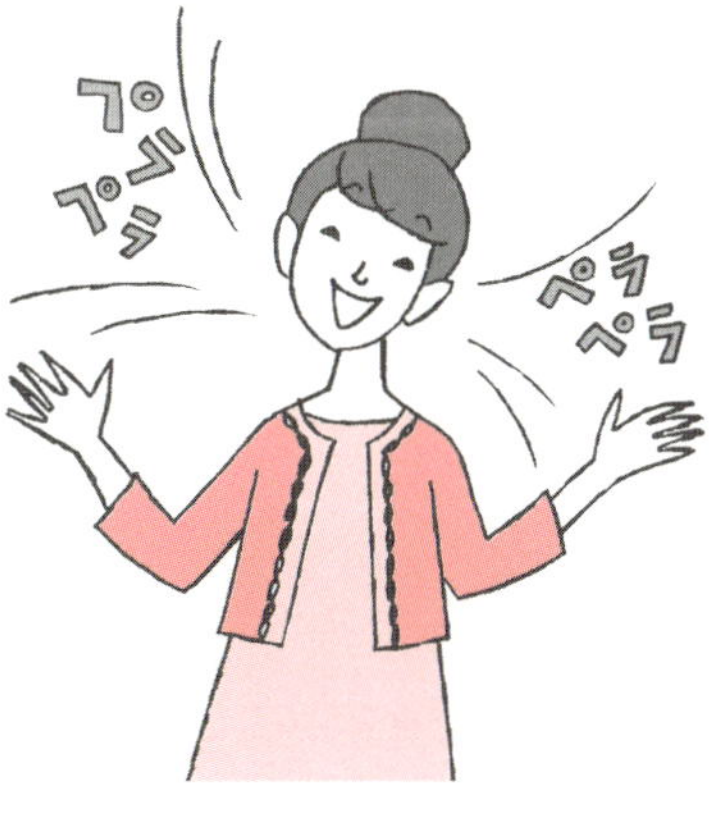

対策7 「病気」のことばかり考えない

何をやってもダメな場合の、最後の手段は「無視」!

不調の原因を調べるいろいろな検査をした。生活習慣を見直し、日常生活での健康法を取り入れた。東洋医学的なやり方も試みた……。

それでも、**なかなか症状が改善しないというときの最後の手段は、病気を忘れて「無視すること」**です。

私は若い頃のヘルニアの後遺症で、片足にしびれがあると先に書きましたが、忙しくしているときや、楽しいことをしているときは足のことなど完全に忘れています。しかし、足のしびれを訴える患者さんに「私もそうなんですよ」と説明していると、それまで忘れていたはずのしびれが出てくる。**何をやってもダメなら、「気にしない」ことも、一つの対処法**なのではないかと考えるようになりました。

それを実感していただくために、おもしろい実験してみましょう。

まず、自分の意識を耳に集中させ、じっと耳をすませてみてください。

ピーっという音が聞こえていませんか？　それは「耳鳴り」ですが、本当は聞こえているのに、普段は気にしていないから聞こえていないだけなのです。

次に、白い壁をじーっと目をこらして見つめてみてください。目の先に小さな粒々が見えてきませんか。普段は意識していないので気になりませんが、それがひどくなると「飛蚊症《ひぶんしょう》」と診断されます。

また、お腹に意識を集中させて「痛いところ、違和感のあるところはないかな」と探してみると、なんとなく痛いような気もしてくるはずです。

人間は、あらゆる場面において「上手に無視」して生きています。ガラスケースやウインドウの中に飾られた洋服を見ているとき、そのガラスに映る人や背後の景色も見えているのに、意識しない限り目に入ってこないでしょう。

だから**ちょっとした不調や老化は、意識の外に追いやって考えないようにする作戦も、症状の緩和には有効**だと思います。

プラス思考で考えてみよう

何でも気にし過ぎると、必要以上に気になってきます。きれいな花束の中に一本萎《しお》れた花があったとしても、花束全体を見るのと、萎れた花だけジッと見るのとでは気持ちが違ってきます。そこだけ気になり始めたら、とことん気になるものでしょう。

ちょっとした不調や老化現象は、見て見ぬふり、忘れるくらいのほうが気を楽にして過ごせます。「病は気から」とよくいいますが、**明るくプラス思考の人は、一般的に体の痛さ、つらさをあまり訴えません。**かたや、いつも眉間にシワを寄せて、物事を悪いほうに考えてしまう**マイナス思考の人ほど、ちょっとした痛みやつらさが気になる**ようです。

病気になったら話は別ですが、なんとなく不調だけど、これはもう手の施しようがないという場合は意識をほかのことに向け、楽しく生きたほうがいいと私は考えます。病気や老いはとらえ方次第。歩けるからまだいいとか、普通に生活できるからまだましと考えて、自分が楽しいと思える時間をどんどん増やしていくと体にも好転反応が出てきます。

まずは、**不調を忘れるくらいの「楽しいこと探し」をしてみませんか？**

＊更年期には、狭心症のような症状も

早坂ゆかりさん（仮名・49歳）は、「胸に圧迫感があって重苦しい」といって受診されました。私が診たところ、どうも「微小血管狭心症」のようです。

微小血管狭心症は、更年期の女性に多く、女性ホルモンの減少が原因と考えられています。血管を広げる働きのある女性ホルモンがなくなってくると、血管の中でも細い枝のような部分がけいれんし、胸が痛くなって狭心症のような症状が出るのです。

検査では異常が見つからないため、異常なしと診断されることが多いのですが、40代から60代の女性の10～20パーセントに起こるとされています。

ゆかりさんは「いつも胸が圧迫される感じがして、息を吸いたいけど吸えない」と、胸の息苦しさだけを訴えますが、私は彼女がずっと前かがみの姿勢をとり続けていることが気になっていました。

聞くと、そういう症状もあってか、ぜんぜん体を動かしていないといいます。そのため肩から背中にかけて、後ろのほうが凝っているようにも見受けられます。

そこでためしに、肩甲骨のストレッチや姿勢を直す体操を20分ほどやってもらいました。肩こりが重症化すると別な問題が出てくると思ったからです。

ところが、ゆかりさんは目を丸くして「胸がすっきりしてきました。圧迫感も消えています！」というではありませんか。そして診察して帰る頃にはすっかりよくなっていたのです。

更年期には検査では見つからないさまざまな症状が出てきますが、端境期にある体をリラックスさせるために、少し体を動かしてみるのも一つの方法でしょう。

おわりに

「隣の芝は青い」ということわざがあります。人は体調が悪くつらいとき、周囲の人がとても健康で楽しい日々を過ごしているように感じるものです。

私の外来には、食欲がなく、肩や腰が痛み、家事も外出もする気になれないと悩む女性がよく来院されます。自分も以前は友達と同じように、明るくなんでもテキパキとできていたのに……。

しかしこのようなケースでは、検査を行っても明らかな異常が確認できないことがほとんどです。問診を行っても、あまり自分からは弱音を吐きません。

そこで、こちらから問いかけます。

ずっとひとりでがんばり続けてはいないか？
睡眠時間は十分にとれているのか？
家族や周囲の人はあなたのつらい状況を理解してくれているのか？
若い頃と同じように仕事や家事をこなそうとしていないか？
自分だけがダメになっていると思い込んではいないか？

このようにして会話をしていくと、やがてほぼ全員の目に涙が溢れ出します。人はそんなに強くはありません。一生懸命がんばっても、限界がありま す。そして、時には他者に理解してもらい、優しい言葉をかけてもらいたいものです。ひとしきり泣いて、泣き笑いして、それですっきりして帰っていく人も少なくありません。
また、ホルモンのバランスの乱れや加齢現象としてうつ状態になってしまうことだってありますし、過度のストレスからうつ病を発症してしまうケースもあります。内科的に解決できそうな軽い病状なら、抗うつ効果を期待できる漢方薬や抗うつ剤などを用いて経過をみますが、コントロールが困難な場合には心療内科・精神科へ紹介します。

でも、「病は気から」というように、気の持ち様ですっかり元気になってしまうこともよくあります。姿勢に留意し、体操や運動を習慣的に行い、そして食事の摂り方を正すことで、長年悩んだ諸症状が改善し、健康に自信が持てるようになることもあるのです。

体調不良があったら、いつでもこの本を参照していただき、まずは該当箇所に書かれた対処法を実践してみてください。そして、あなたが健康に生きるためには食事、運動、睡眠の習慣がとても大切であること。さらに、「心の持ち方」も重要であるということを忘れないでください。

本書が、あなたの体と心の健康づくりに役立つことを心より願っています。

二〇一五年十二月

池谷敏郎

池谷敏郎（いけたに・としろう）

医学博士。1962年、東京都生まれ 1988年、東京医科大学医学部卒業後、同大学病院第二内科入局。1997年、医療法人社団・池谷医院院長兼理事長に就任。東京医科大学客員講師、日本内科学会認定総合内科専門医、日本循環器学会認定循環器専門医などを務める。丁寧でわかりやすい医療を実践し、TBS「駆け込みドクター！」でレギュラー出演他、数々のテレビや雑誌、新聞や講演などで大活躍。主な著書に『「血管を鍛える」と超健康になる！』（三笠書房）、『血管・骨・筋肉を強くする！ゾンビ体操』（アスコム）、『ウソの健康常識に殺されないための50の正解』（主婦の友社）他多数。

「冷え症」「低・高血圧」から、「動脈硬化」まで

女性の気になる不調を解決！

2016年1月18日　初版第1刷発行
2016年2月 8日　初版第2刷発行

著　者　池谷敏郎

発行者　藤木健太郎
発行所　清流出版株式会社
〒101-0051
東京都千代田区神田神保町3-7-1
電話 03-3288-5405
〈編集担当〉松原淑子
http://www.seiryupub.co.jp/
印刷・製本　大日本印刷株式会社

ISBN 978-4-86029-441-0